一個人到一家人的日常營養學

解開 6 大類食物 × 10 種疾病飲食關鍵，
營養學博士從身到心都健康的生活提案

吳映蓉——著

映蓉老師又出新書了，真是我和小女的一大福音，
因為我們又有新的健康知識及實作可以遵循了！

這本書除了為許多食物及食品的迷思解惑外，更難能可貴的是為大家整理出從老到小都用得上的完整飲食知識。連現代人易忽視的心靈健康層面也都顧及了。可說是一本面面俱到的身心靈養生寶典。

這本貼心的新書，可說是自用送禮兩相宜。
擁有它， 相信一定能更健康快樂！！

知名健康節目主持人
張雅芳

自序

我，從小是個貪吃鬼。

愛好美食的我，曾經可以把一桶冰淇淋一次吞下肚，曾經一杯咖啡要放五顆方糖，可以把蔬菜都從碗裡挑掉。老天爺一定是看我沒救了，讓我大學聯考考上臺北醫學大學保健營養系，從此和「營養」結緣。

於是，我進入專業的營養世界，開始看專業的原文書，我要背誦一大堆的醫學專有名詞，生化營養代謝路徑更是要熟記。我是班上的優等生，靠著熟記的課本知識，我又考上更專精營養研究領域的臺大生化科技研究所，專攻營養研究，一路拿到營養學博士。但是，回想拿學位的路上，多少個日子我是一邊看期刊論文，一邊吃雞排配珍珠奶茶！

我，曾經是一個可以講出一口好學問、但是無法親身實踐營養理念的「偽」營養專家。

直到開始寫大眾營養的書、對一般民眾演講，才是我真正蛻變的開始。我驚覺自己真的要當大家的行為模範，因為研究植化素，我深知它們的重要，並開始吃大量的五色蔬菜；為了降低體脂肪，開始實施逆轉餐盤飲食法；為了減緩老化，開始戒糖；因為曾經走路上氣不接下氣，我開始運動！為了讓大家了解什麼是 6 大類食物，我每天早起做均衡早餐，上傳到我的粉絲頁【吳映蓉博士營養天地】與大家分享！

我，不是一位天生完美的營養專家，自己也是一步一步慢慢改，才慢慢邁向健康的道路。真的感謝大家一路陪我走過來！而《一個人到一家人的日常營養學》的誕生，是我想寫一本書陪伴、回饋大家最實際的行動。

「營養」是何等重要的日常生活知識？從我們早上去咖啡店選咖啡，到超商買早餐，到超市選食材，一直到廚房的烹調，甚至最後把食物送到嘴裡──每一個小動作都和營養學密切相關。但是，「營養學」真的不能只是教科書上、期刊論文上的文字，營養學必須是「日常」的、人人都能理解的。而且「日常營養學」絕對關係到一個人到一家人的健康！大家有想過嗎？今天我們吃下去的每一口食物，都會變成我們細胞的材料。「吃什麼，像什麼！」的說法，其實一點都不誇張。

在《一個人到一家人的日常營養學》這本書中，我把營養學的專業知識化為貼近日常生活的話語，像說故事給大家聽一樣，讓大家明白 6 大類食物的真相，以及我們要如何善用正確飲食來預防各種常見疾病。當然，我也考慮到專業人士的需求，把比較艱澀的

知識以及數據整理放進每章的「延伸閱讀」，方便專業人士查詢，讓它成為一本生活應用與專業知識兼具的書。坦白說，我出版了這麼多本營養書籍，《一個人到一家人的日常營養學》這一本書，還真的是我手邊常用的工具書，可以說我把自己的營養祕笈都寫進去了。對我而言，這是一本相當有代表性的著作。

這本書的誕生要謝謝臉譜出版社的逸瑛，耐心的不斷等待與詢問，全程參與本書的開會、企畫，甚至親自下海校稿，拍書封當天還親自買拍攝食材。一切親力親為，足以看出她對這本書以及對我私人情誼的重視，因為，我們一起在出版的路上奮鬥多年，革命情感深厚呀！謝謝編輯文瓊、至平、沛絤的耐心，忍受我在出書過程中的各種要求，讓此書順利誕生。也謝謝行銷企畫彩玉、紹瑄的努力，讓更多人接觸到這本好書。

謝謝對這本書熱情推介的好友，文玲在健康平台經營的用心值得我學習，雅芳對於健康節目主持與策畫之努力令我感動，番紅花細膩的文字傳遞對食材的感動及對家人的愛令我欽佩。更謝謝研究所的恩師黃青真教授，這一路上的提拔與照顧，更給我許多營養教育的使命感與發揮的空間，讓我在營養領域能有所貢獻。也一定要謝謝我營養道路的啟蒙者謝明哲教授，若沒有老闆在大學時期的鼓勵與讚美，我實在不知道原來自己可以在這條路上走下去，對老闆的感念永銘在心。

最後，我要謝謝我的家人，謝謝父親、母親諒解我工作忙碌而甚少陪伴在家人身旁。父親總是跟我說，要做對社會有貢獻的事，我想這一本有意義的書，應該會讓父親驕傲吧！而母親總是跟我說，不要工作太累，這是母親對我的愛，母親為家庭奉獻所有，才能成就現在的我。謝謝先生，無論我做什麼事，總是給我最大的體諒與支持，也給我最好的意見，是我智慧的領航者，帶領我樂觀向前。兩位寶貝是我生命中最大的快樂泉源，謝謝兩個寶貝總是善解人意、貼心，無論品性、課業都不用媽媽操心，讓我認真寫作，貢獻自己。希望兩位寶貝未來也能做對社會有貢獻的事，就如外公給我的叮嚀一樣。

此書

謹獻給一路陪伴我的家人

還有一路陪伴我的讀者們

《一個人到一家人的日常營養學》這本書能陪伴妳／你及你們全家人

願大家能輕鬆照顧自己及自己的家人，健康有活力的迎向每一天！

吳映蓉

PART I 營養學博士的「健康餐桌提案」

I-4 蔬菜水果類

I-5 油脂類

I-6 嗜好性食品

PART II 營養學博士的「身心療癒提案」

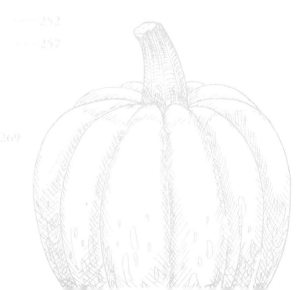

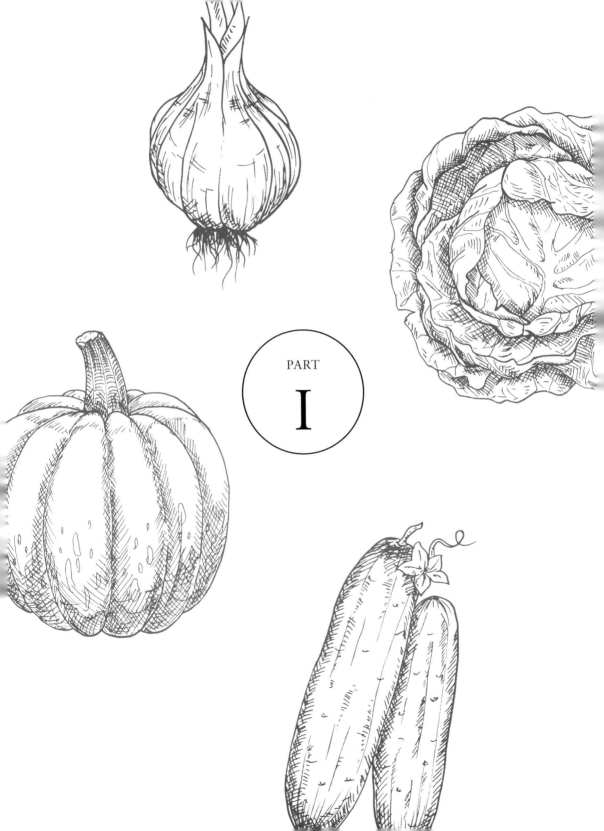

PART

I

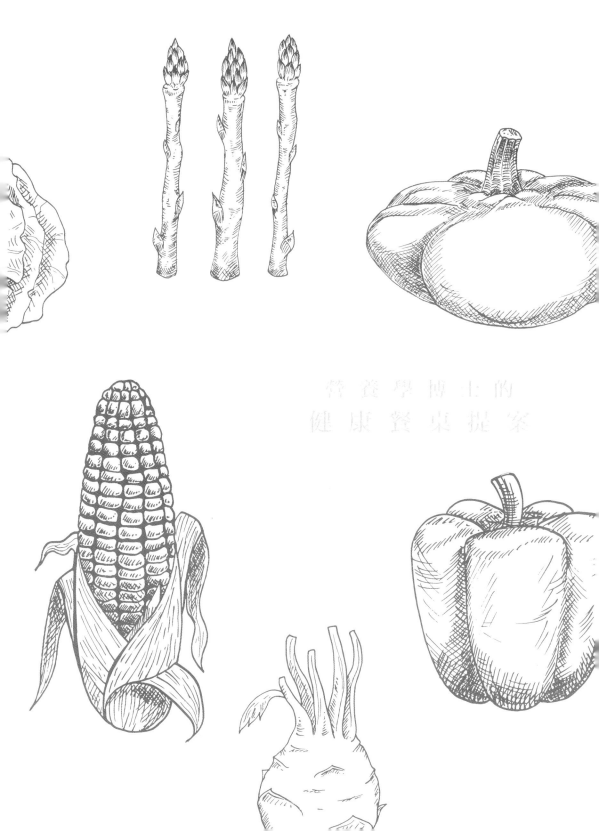

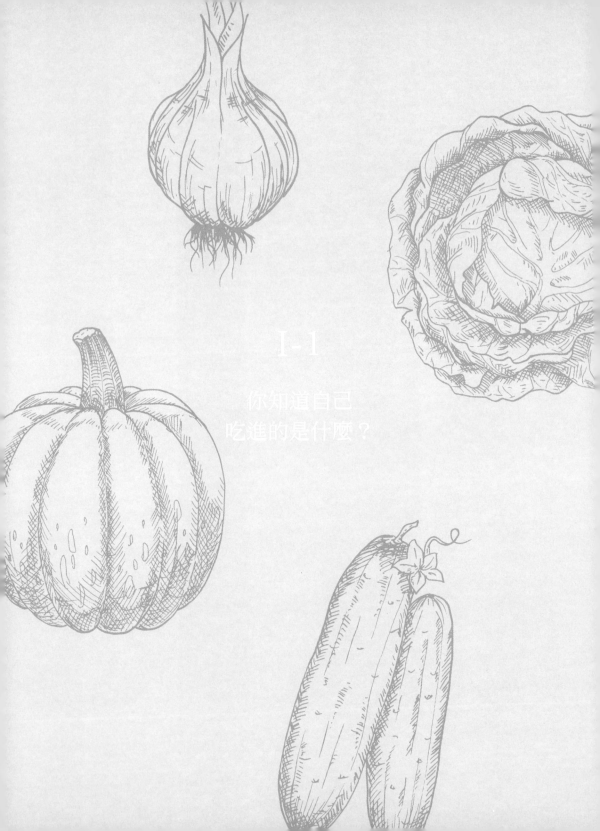

I-1

你知道自己
吃進的是什麼？

走入超商、大賣場，不管拿起包裝食品或是生鮮食物，是不是會發現一大堆「標章」，不知道要做什麼？感覺它們很煩，很想把它們撕掉。但是，你知道嗎，這些標章都是一些優良廠商花很多錢才能貼在或是印在產品上的，我們一定要好好認識一下。

不認識「食品標章」沒關係？

不認識食品標章，我們消費者就選不到好的食品或食物。而且，生產者好不容易花大筆錢認證標章，來證明自己的產品是好的，但是，消費者又不認識這些標章，生產者會覺得自己花這些力氣、金錢很不值得；若沒有正向回饋，真的好產品很容易從市場消失。所以，認識標章不管對消費者或是生產者都很重要。

! 目前重要的食品標章有哪些？

目的	認明的標章
想要選一個從原料、製程、產品 都安心的優良食品	
想要選一個政府驗證過的 優良農產品	
想要選一個有機的農產品	
想要選一個政府認證 有功效的健康食品	
想要選一個有生產履歷 讓自己安心的產品	
想要選一個品質好的純鮮奶	

延伸閱讀

食品標章　　　　　　　　　　　　　解釋

TQF 協會英文全名為 Taiwan Quality Food Association。

以安心滿意的微笑為初始概念。

TQF 會員從原本的食品製造業擴增到原物料供應業者、通路業者及消費者團體。

更強調源頭管理及品質履歷。

必須全廠同類別所有食品都符合標準才能獲得標章。

CAS 是由 Certified Agricultural Standards 三個英文字的首字母而來。

CAS 台灣優良農產品標章（以下簡稱 CAS 標章）是台灣國產農產品及其加工品最高品質的驗證代表標誌。

CAS 標章現有 16 大項，包括：1. 肉品、2. 冷凍食品、3. 果蔬汁、4. 食米、5. 醃漬蔬果、6. 即食餐食、7. 冷藏調理食品、8. 生鮮食用菇、9. 釀造食品、10. 點心食品、11. 蛋品、12. 生鮮截切蔬果、13. 水產品、14. 林產品、15. 乳品、16. 羽絨。

產銷過程不得使用化學肥料、農藥及食品添加物，從生產、加工、分裝、流通到販賣，均需遵守有機驗證規範，並完整記錄產銷流向，確保有機完整性。有機產品必須經過驗證，才能以「有機」名義販售。

如果你看到手上的產品包裝上寫有機，但是卻沒有貼上 CAS 有機農產品標章的話，你買到的可能是違法產品喔！

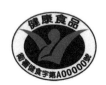

食品具保健療效，經申請許可並審核通過後，始得作食藥署公告認定之保健功效的標識或廣告。

食藥署認定可供申請健康食品之保健功效有：

(1) 調節血脂功能、(2) 免疫調節功能、(3) 胃腸功能改善、(4) 骨質保健功能、(5) 牙齒保健、(6) 調節血糖、(7) 護肝（化學性肝損傷）、(8) 抗疲勞功能、(9) 延緩衰老功能、(10) 輔助調節血壓功能、(11) 促進鐵吸收功能、(12) 輔助調整過敏體質功能及 (13) 不易形成體脂肪功能等 13 項。

外圈有產銷履歷農產品及 TAP 字樣，其中 TAP 是 Traceable Agriculture Product 的縮寫。

中心綠色符號同時呈現：

(1) 綠葉的意象，代表 TAP 農產品是大自然的恩賜。

(2) 雙向箭頭，代表 TAP 農產品可追溯產品來源，也能從源頭追蹤去向。

(3) G 字形，代表 TAP 農產品是 Good Product，農產界的模範生。

(4) 心形，代表農民的用心，以及 TAP 農產品讓您安心、信心、放心的特質。

(5) 豎起的大拇指，代表 TAP 農產品的口碑形象，以及追求一等一的信念。

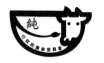

行政院農委會認證的鮮乳標章篇。

凡申請使用鮮乳標章之乳品工廠以使用國產生乳為原料，並領有乳品工廠登記證，且備有自粘商標自動貼標機之合法工廠為限，並負責保證以國產生乳產製鮮乳。鮮乳標章除分冬、夏期品兩種外，並依容量別分別印製 200c.c.、230c.c.、340c.c.、500c.c.、946c.c. 及 1892c.c. 等六種。

映蓉博士的健康小叮嚀

同種類的食品，不知道要選擇哪種時，就認明有食品認證標章的。

2

看不懂營養標示
沒關係？

—

食品包裝上，都有一個密密麻麻的文字說明，寫
著產品所含的營養，還有熱量的多寡。但對於不
會看營養標示的消費者來說，營養標示就失去了
作用。其實每個人都要學會閱讀營養標示，檢視
這個產品對自己的健康是否有益：對於要減重的
人來說，熱量是他們考量的要素；高血壓或膽固
醇過高的人，更要了解食物的真實面貌，以維
持自己的身體健康。

? 減重時才要看營養標示？

有一次我站在 Haggen-Dazs 冰淇淋的冰櫃旁邊，聽到兩個小女生你一句
我一句的在比較哪種冰淇淋的熱量低，模樣實在很青春可愛！雖然，要減
重的人最好不要吃高熱量的冰淇淋，但懂得看熱量標示真的是減重的第一
步。但是，要小心喔！如果你不知道如何正確的看營養標示，可能會被上
面的數字騙喔！

ⓘ 人人都要看懂營養標示

閱讀營養標示時，要注意「1份」的量是多少？例如：大桶 Haggen-Dazs 冰淇淋可能是 4 份，但營養標示中只標示 1 份的營養量，若 1 份 100 公克冰淇淋的熱量是 400 大卡，整桶冰淇淋的熱量就是 1600 大卡，就超過一天小女生的熱量需求了！提醒大家千萬別看錯了喔！

營養標示的重要訊息

營養標示不只能幫助想減重的人，每個人都會從營養標示中，取得對身體健康重要的訊息。

⑴ 高血壓的人

高血壓的人要特別注意營養標示中的「鈉」含量，盡量控制每天鈉的攝取總量不要超過 2400 毫克。但歐美更嚴格，建議攝取量不可超過 2000 毫克。

⑵ 膽固醇過高的人

血中的三酸甘油酯（即「中性脂肪」）或是膽固醇過高者，請注意營養標示中的「脂肪」。「飽和脂肪」和「反式脂肪酸」，這兩者都會讓膽固醇上升，所以選擇飽和脂肪量越低的越好。而反式脂肪酸升高膽固醇的能力比飽和脂肪還厲害，因此，盡量選擇不含反式脂肪酸的食品，比較不會造成身體的負擔。膽固醇沒有被要求標示在食品包裝上，不過有的食品若要刻意標榜膽固醇很低或是不含膽固醇，就會將「營養宣稱」印在外包裝上。

⑶ 想減重、想要控制血糖的人

拿起包裝食品時，要注意一下碳水化合物中的「糖」，這裡的糖是指單醣（如葡萄糖、果糖、半乳糖）與雙醣（如蔗糖、麥芽糖）的總和，因為這兩種醣類會在腸道中被快速分解吸收，當這些糖分被吸收後，血糖也會跟著升高。吃太多糖分，對血糖不穩、糖尿病患都不好；此外，血糖升高時，胰島素這種荷爾蒙也會分泌，而過多「胰島素」是堆積脂肪的推手。因此，要減重、減脂的人控制糖分攝取是非常重要的。

延伸閱讀

一般食品的營養標示格式，以下列兩種居多。

格式一：

營養標示		
每一份量　　公克（或毫升）		
本包裝含　　份		
	每份	每 100 公克（或每 100 毫升）
熱量	大卡	大卡
蛋白質	公克	公克
脂肪	公克	公克
飽和脂肪	公克	公克
反式脂肪	公克	公克
碳水化合物	公克	公克
糖	公克	公克
鈉	毫克	毫克
宣稱之營養素含量	公克、毫克或微克	公克、毫克或微克
其他營養含量	公克、毫克或微克	公克、毫克或微克

格式二：

營養標示		
每一份量	公克（或毫升）	
本包裝含	份	
	每份	每日參考值百分比
熱量	大卡	％
蛋白質	公克	％
脂肪	公克	％
飽和脂肪	公克	％
反式脂肪	公克	＊
碳水化合物	公克	％
糖	公克	＊
鈉	毫克	％
宣稱之營養素含量	公克、毫克或微克	％或＊
其他營養素含量	公克、毫克或微克	％或＊

＊參考值未訂定

每日參考值：熱量 2000 大卡、蛋白質 60 公克、脂肪 60 公克、飽和脂肪 18 公克、碳水化合物 300 公克、鈉 2000 毫克、宣稱之營養素每日參考值、其他營養素每日參考值。

　　格式二中的右邊印有「每日參考值百分比」，這是什麼意思呢？就是讓你知道，你所攝取的營養占一天營養需求量的比重。例如你看到某種泡麵的「脂肪」，所提供每日參考值之百分比是 50％，表示這碗泡麵的脂肪量已經達到你一天所需脂肪量的 50％！

　　學會看懂營養標示，會幫助我們挑選較健康的食品，下次選購食品時，要多看看食品包裝的「背面」，有很多玄機在裡面喔！

1. 同類食品，應選擇營養標示中熱量、脂肪、鈉、糖含量低的食物，減少身體負擔。
2. 營養標示中含有「反式脂肪酸」的食品應盡量少吃。

3

食品上宣稱的 「高纖」或「低鈉」 是真的嗎？

—

現在人幾乎每天都在吃加工食品，包括冷凍食品、糖果、餅乾、飲料等等，但是，有多少人真的會仔細看一下食品包裝上的「成分」、「營養標示」，甚至是「營養宣稱」等。大家似乎都不在乎自己到底吃進去什麼？因此，現代人的營養學分似乎要從看懂食品包裝的資訊學起。

? 「高纖」到底有多高？

前幾天市場旁邊開了一家有機食品店，經過時看到一堆人大排長龍，走近一瞧，原來是「高纖」五穀吐司在特賣，一包才 10 元，真的很便宜。於是我也湊熱鬧買了一包，但是，回家一瞧，包裝上完全沒有營養標示，完全看不出含的纖維量是多少！你知道嗎？現在食品不能亂說「高纖」或是「高鈣」，一定要符合每種規範才能標示喔！

現代人的健康概念越來越強了，看到包裝有標示「無糖」、「高纖」、「無膽固醇」或「高鈣」等字眼，都會眼睛為之一亮。但是，這些字眼其實是不能亂標的，衛福部已經規定一定要符合某些標準才能標示，這就是所謂的「營養宣稱」（nutritional claim），清楚地讓消費者了解，買到的東西是否真的有別於其他食品營養的特殊性，像是真的「不含膽固醇」？真的「低熱量」？真的「高鈣」、「高鐵」嗎？

營養宣稱的項目與範圍

以下大致分為兩大類來討論：

需適量攝取的營養宣稱

這一大類包括「熱量」、「脂肪」、「飽和脂肪」、「膽固醇」、「鈉」、「糖」、「乳糖」、「反式脂肪酸」等成分，因為，這些成分如果攝取過量會對身體的健康造成不利的影響。

因此，如果食品中「幾乎都沒有」含以上成分，食品的營養宣稱可以標「無」、「不含」或「零」（見表一）。而如果食品中含有以上成分，但是含量比一般值少，營養宣稱可標「低」、「少」、「薄」、「微」或「略含」（見表二）。

可補充攝取之營養宣稱

「膳食纖維」、「維生素 A」、「維生素 B_1」、「維生素 B_2」、「維生素 C」、「維生素 E」、「鈣」、「鐵」等營養素如攝取不足，將影響國民健康，所以這一大類列屬「可補充攝取」的營養素。

因此，如果食品中能提供以上八大營養素，食品的營養宣稱可以標「來源」、「供給」、「含」或「含有」等字眼（見表三）。而如果食品中含有以上八大營養素，而且含量比一般食品高，營養宣稱可標「高」、「多」、

「強化」或「富含」（見表四）。

延伸閱讀

關於「營養宣稱」的詳細規定，請查「包裝食品營養宣稱應遵行事項」，以下節錄一些重要原則。

表一 標示「無」、「不含」或「零」時須符合的規定：

食品型態 營養素	固體（或半固體） 100 克	液體 100 毫升
熱量	≤4 大卡	≤4 大卡
脂肪	≤0.5 克	≤0.5 克
飽和脂肪	≤0.1 克	≤0.1 克
反式脂肪酸	≤0.3 克 （且飽和脂肪及反式脂肪酸合計需在 1.5 克以下，飽和脂肪及反式脂肪酸之合計熱量需在該食品總熱量之 10% 以下）	≤0.3 克 （且飽和脂肪及反式脂肪酸合計需在 0.75 克以下，飽和脂肪及反式脂肪酸之合計熱量需在該食品總熱量之 10% 以下）
膽固醇	≤5 毫克 （且飽和脂肪需在 1.5 克以下，飽和脂肪之熱量需在該食品總熱量之 10% 以下）	≤5 毫克 （且飽和脂肪需在 0.75 克以下，飽和脂肪之熱量需在該食品總熱量之 10% 以下）
鈉	≤5 毫克	≤5 毫克
糖	≤0.5 克	≤0.5 克
乳糖	≤0.5 克	≤0.5 克

註1：糖係指單醣與雙醣之總和。
註2：符合本表規定者，得於營養標示中將該營養素之含量標示為「0」。

表二 標示「低」、「少」、「薄」、「微」或「略含」時須符合的規定：

食品型態 營養素	固體（或半固體） 100 克	液體 100 毫升
熱量	≤40 大卡	≤20 大卡
脂肪	≤3 克	≤1.5 克
飽和脂肪	≤1.5 克 （且飽和脂肪之熱量需在該食品總熱量之 10% 以下）	≤0.75 克 （且飽和脂肪之熱量需在該食品總熱量之 10% 以下）
膽固醇	≤20 毫克 （且飽和脂肪需在 1.5 克以下，飽和脂肪之熱量需在該食品總熱量之 10% 以下）	≤10 毫克 （且飽和脂肪需在 0.75 克以下，飽和脂肪之熱量需在該食品總熱量之 10% 以下）
鈉	≤120 毫克	≤120 毫克
糖	≤5 克	≤2.5 克
乳糖 （僅限乳製品可宣稱）	≤2 克	≤2 克

註 1：糖係指單醣與雙醣之總和。
註 2：乳製品係指乳品類及乳品加工食品。
註 3：第一欄所列營養素標示「較…低」、「較…少」或「減…」（不包含減鈉鹽）時，該固體（半固體）或液體食品中所含該營養素量，與同類參考食品所含該營養素量之差距，必須分別達到或超過本表第二欄或第三欄所示之量，且需標明被比較之同類參考食品之品名，以及其減低之量或其減低之比例數。

表三 標示「來源」、「供給」、「含」或「含有」時須符合的規定：

食品型態 營養素	固體（或半固體） 100 克	液體 100 毫升	液體 100 大卡
膳食纖維	≥3 克	≥1.5 克	≥1.5 克
維生素 A	≥105 微克 RE	≥52.5 微克 RE	≥35 微克 RE
維生素 B$_1$	≥0.21 毫克	≥0.11 毫克	≥0.07 毫克
維生素 B$_2$	≥0.24 毫克	≥0.12 毫克	≥0.08 毫克
維生素 C	≥15 毫克	≥7.5 毫克	≥5 毫克
維生素 E	≥1.95 毫克 α-TE	≥0.98 毫克 α-TE	≥0.65 毫克 α-TE
鈣	≥180 毫克	≥90 毫克	≥60 毫克
鐵	≥2.25 毫克	≥1.13 毫克	≥0.75 毫克
碘 （僅限鹽品可宣稱）	≥12 ppm（需同時符合「食品添加物使用範圍及限量暨規格標準」）		

註 1：無特殊族群訴求適用

註 2：RE (Retinol Equivalent) 即視網醇當量。1 μg RE=1 μg 視網醇 (Retinol)=6 μg β-胡蘿蔔素 (β-Carotene)

註 3：α-TE (α-Tocopherol Equivalent) 即生育醇當量。1 mg α-TE =1 mg α-Tocopherol

表四 標示「高」、「多」、「強化」或「富含」時須符合的規定：

食品型態 營養素	固體（半固體） 100 克	液體 100 毫升	液體 100 大卡
膳食纖維	≥6 克	≥3 克	≥3 克
維生素 A	≥210 微克 RE	≥105 微克 RE	≥70 微克 RE
維生素 B_1	≥0.42 毫克	≥0.21 毫克	≥0.14 毫克
維生素 B_2	≥0.48 毫克	≥0.24 毫克	≥0.16 毫克
維生素 C	≥30 毫克	≥15 毫克	≥10 毫克
維生素 E	≥3.9 毫克 α-TE	≥1.95 毫克 α-TE	≥1.3 毫克 α-TE
鈣	≥360 毫克	≥180 毫克	≥120 毫克
鐵	≥4.5 毫克	≥2.25 毫克	≥1.5 毫克

註：無特殊族群訴求適用

映蓉博士的健康小叮嚀

當你有高血壓需要控制「鈉」含量、有糖尿病要控制「糖」含量，或是預防骨鬆者需要增加「鈣」的攝取時，「營養宣稱」就對我們很有幫助，以上的數值不需要記起來，需要時再拿出來查看一下就可以了！

4

加工食品一定不好？
天然食物一定好？

—

天然的食材皆有保存的限制，為了克服自然法則，人們發明不同的方法來維持食物的新鮮度，其中一個就是加入人工添加物，讓食物的顏色、氣味或是吃起來的口感維持新鮮可口。事實上，有時候放一些食品添加物是為了抑菌，避免食物中毒。要不要放這些添加物真是兩難。其實，食品添加物也並非全部罪不可赦，但消費者要對食品添加物有基本的認識，才能保護自己。

？ 食品添加物，罪不可赦？

我認識一些非常賢慧的媽媽們，可以說是用生命在捍衛自己家庭的飲食安全，看到食品標示上一些密密麻麻看不懂的成分，絕對不買。有時候這些媽媽們看到我很勇敢的吃下一些加工食品，覺得不可思議，因為大家覺得營養學博士一定是吃「純天然」的食物才對。

但話說，買沒有包裝的「天然」食材，一定安全嗎？其實，購買這些散

裝的食材時，若沒有一些食品知識，反而更容易買到「不應該出現」的食品添加物。

哇！這樣生活不是太提心吊膽了嗎？其實大家生活應該放輕鬆，有些食品添加物是政府開放給業者使用的，大家只要把握食用的「量」和「頻率」，不會因為吃了一口就對身體有傷害，不用太擔心。但是，有些添加物卻是一點都不能放在食物中的，因此過去才會發生那麼多的食安問題。

看一看、聞一聞、想一想，判斷常識很重要

其實，食品添加物無所不在，光合法的就有 17 大類 700 種，我們防不勝防，若是有包裝的加工食品，請大家花一下時間看一下包裝上的「成分」，仔細看一下「主原料」及「副原料」，因為太多化學名稱大家實在看不懂，基本上就是選擇越少添加物的越好！若是散裝的食品，就要靠下面的基本常識來判斷。

先來看一下，散裝的食物要注意的重點

麵包類、饅頭、包子
要讓麵包類、饅頭、包子放很多天依舊很軟，可能加了乳化劑、改良劑、蓬鬆劑，甚至防腐劑。為了增加香味，還可能加人工香料。

【選擇要點】
1. 在室溫放了很多天還很軟、不發霉的麵包類、饅頭、包子，不要買。
2. 聞起來太強、太假的香味，不要買！

油麵、貢丸、碗粿、鹼粽、粉圓、芋圓

放一段時間不會壞，而且特別 Q 的口感，可能放了硼砂。

【選擇要點】吃起來口感太 Q 的食物，不要買！

醬菜類

醬菜基本上是因為脫水或加鹽防腐才可以放久一點。有的醬菜，水分很充足又不鹹，可能有放防腐劑。

【選擇要點】含水量多、不鹹又可以放很久的醬菜，不要買！

豆芽菜

長得白白胖胖、多汁爽口的豆芽菜，可能有放低濃度的除草劑！

【選擇要點】看起來太白且放好多天還不會變黃的豆芽菜，不要買！

菜乾、果乾

金針乾、高麗菜乾、白木耳、竹蓀、柿乾、芒果乾、鳳梨乾等，為了保持鮮豔的顏色，會用二氧化硫燻蒸。也可能添加食用色素。

【選擇要點】看起來顏色太鮮豔的菜乾、果乾，不要買。

臘肉、香腸、火腿、培根

這些肉類為了要放於室溫不腐壞且顏色鮮豔，會添加保色劑，如硝酸鹽、亞硝酸鹽。

【選擇要點】看起來顏色太鮮紅的肉類，不要買。

洋菇、蓮藕、蓮子、百合、白木耳

為了讓這些食物看起來賣相佳，可能會放漂白劑！

【選擇要點】看起來顏色太白的洋菇、蓮藕、蓮子、百合、白木耳，不要買。

豆類製品

豆漿、豆腐、豆乾、素雞、豆乾絲為了防止煮漿時產生太多泡泡，常會加消泡劑；或為了能在室溫下賣一整天不會壞，就要加防腐劑，也可能違法使用殺菌劑雙氧水。

【選擇要點】放了 3 ～ 4 天還不會發黏或臭酸的豆製品，不要買！

米粉

米粉要白又要便宜，原料就會用玉米澱粉，在製作時可能會加漂白劑，又因為沒黏性，所以在米粉製程中加黏稠劑。

【選擇要點】太白的米粉，不要買！

蜜餞

蜜餞是國人的最愛，要放得久，可能會放防腐劑；要顏色美麗，可能會放人工色素；要甘甜，可能會放人工甘味料，如糖精、甜精。

【選擇要點】太鮮豔、吃起來太甜的蜜餞，不要買！

以上我舉出的例子並不是全部，主要是想提醒大家，選購零散的加工食物時，太白的、太香的、太Q的、太美的、可以放很久的食物，其實都違反了食物原有的特性。所以，下次買加工食品時，必須看一看、聞一聞、

想一想，越美麗、越好吃的食物陷阱越大。

延伸閱讀

　　因為食品添加物的種類實在太多，無法在此一一介紹，如果大家對於自己買的食品有任何疑慮，可以上衛福部食品藥物消費 FDA 知識服務網，在「食品添加物使用範圍及限量暨規格標準」中，把我們有疑慮的食品添加物成分輸入，就可以進一步了解，每種食品添加物使用的範圍以及限量。網址如下：https://consumer.fda.gov.tw/Law/FoodAdditivesList.aspx?nodeID=521

映蓉博士的健康小叮嚀

1. 少吃加工食品，多以天然食材作為烹煮的材料，這是身體健康的基礎。
2. 買散裝的食品要多看、多聞、多想。若是買有包裝的加工食品要多看成分標示。

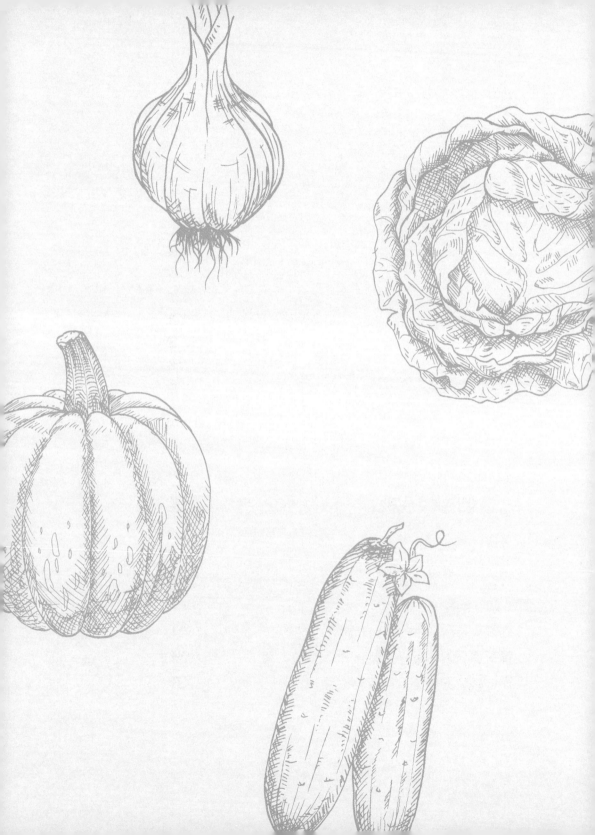

1

「醣」和「糖」
傻傻分不清？
我們到底需要哪種？

—

大家常分不清楚「糖」和「醣」對身體的影響以
及如何攝取才對，這裡就試著用最簡單的方式讓
大家分辨兩種ㄊㄤ ˊ 的差異，以及告訴大家到
底哪一種吃多了會胖、會老，一定要戒掉；哪
一種對身體很重要，該好好吃？

我們應該戒哪種「ㄊㄤ ˊ」？

　　我接觸營養學這麼久，教營養學這麼久，覺得最難傳達的部分就是「糖」
和「醣」的教育。

　　我每次正經八百的跟大家講完，很多人不是開始打哈欠，就是眼神渙散，
其實，這真的不能怪大家。一方面是「糖」和「醣」的發音一樣，而且兩
者要分清楚還真的不容易。

現在又出現一堆教大家戒「糖」或是戒「醣」的文章，實在讓人無所適從，到底是要戒哪一種ㄊㄤˊ？

我們應該戒「糖」，吃對「醣」！

其實，用英文來解釋大家可能一下就清楚了。「醣」的英文是carbohydrate（碳水化合物），「糖」的英文是 simple sugar，中文叫做「簡單糖類」，一放到嘴裡就可以讓我們感覺到甜味。而 simple sugar 也是一種carbohydrate 喔！

我們身體的確需要「葡萄糖」這種「糖」做為能量，尤其是腦部細胞，幾乎只「吃」葡萄糖，如果沒有葡萄糖，我們會因為低血糖而昏倒，這個現象我想大家一定不陌生吧！

葡萄糖的確很重要，但是，千萬不要因為要給身體葡萄糖，就常常吃simple sugar，因為，當身體一下子吃太多像蔗糖、高果糖玉米糖漿這種simple sugar，雖然可以「快速」獲得葡萄糖，但是，快不見得是一件好事，當我們身體太快得到葡萄糖時，會讓血糖突然飆高（葡萄糖在血管裡就叫做「血糖」），此時身體就要緊急呼叫胰臟分泌胰島素來把血糖帶到肝臟、肌肉或脂肪去消耗或儲存。當我們吃越多「糖」（simple sugar），血糖飆得越快，胰島素必須分泌越多，這對胰臟是一種負擔，當胰島素無法處理這些飆高的血糖時，久而久之就會引起糖尿病喔！當然，會產生糖尿病不是那麼單純的原因，這只是讓大家理解的方式之一。另外，過多的胰島素會促進脂肪的堆積，因此，吃越甜，身體的脂肪量會越多！

雖然，我們身體真的需要「糖」，但是，請「慢慢來」得到這些糖。怎麼慢慢來呢？就是讓我們腸道內的消化酵素慢慢「消化」吃下的「多醣」（也就是「澱粉」）變成「單醣」後再吸收。如果這些澱粉是存在於一些精緻的食物如白飯、稀飯、糕餅等，它的消化、吸收速度也不慢喔！但是，如果這些澱粉是存在於原態的全穀雜糧類，如糙米、地瓜、馬鈴薯中，被消化、吸收的速度會變慢，血糖增加的速度是很緩和的。此時，我們的胰島素不用急急忙忙跑出來工作，一旦胰島素不用分泌太多，脂肪也就不容易堆積了！

延伸閱讀

　　大致上來講，「醣」在我們營養學來說是一種碳水化合物，包括了以下幾類：

一、多「醣」：

① 我們把它想成是一大串的珍珠項鍊，由好多一顆顆的珍珠構成的，在這串項鍊中的一顆顆珍珠叫做「葡萄糖」。這條項鍊很容易被拆解成一顆顆珍珠，我們稱這一串項鍊叫「澱粉」，存在於全穀雜糧類，如米飯、南瓜、地瓜、馬鈴薯等。有些澱粉存在精緻加工的食品中，如餅乾、蛋糕、麵包等。

② 另一種「不會斷」的珍珠項鍊，也是由好多一顆顆的珍珠（葡萄糖）構成的，但是怎麼扯都不會斷，我們稱它為「纖維」，存在於穀類麩皮、蔬菜、水果。

二、寡「醣」：

　　我們把它想成比較短的手鍊好了，大概只需要 10 幾顆的珍珠就夠了。這條手鍊不會斷喔！因為這種「不會斷」的特性，所以也有人把它歸在纖維。在此「不會斷」

就是代表不會在腸道被消化分解的意思喔！寡醣存在於一些豆類、蔬果中。這些寡醣在腸道裡，會當好菌的食物，讓好菌變強壯！

三、雙「醣」：(一種 simple sugar)

　　就是由兩顆珍珠組合而成的，在體內很快被拆散成一顆顆的珍珠，甜分也比較高。最常吃到的雙醣叫做蔗糖，像是白砂糖、紅砂糖、黑糖都是這種雙醣。這裡的蔗糖，因為很甜，所以，我們可以就叫它 simple sugar（單糖）囉！！

四、單「醣」：(一種 simple sugar)

　　顧名思義就像一顆珍珠，而單顆的珍珠分作好多種類，最常被提到的就是「葡萄糖」，但我們飲食中很少直接吃葡萄糖。另一種最常見的單醣是「果糖」，通常我們也不會直接吃這種「純果糖」糖漿。但是，我們卻常常吃到「高果糖玉米糖漿」，裡面就有葡萄糖和果糖，通常都是以液體狀呈現，我們去買咖啡、搖搖杯，加在飲料中的液體就是「高果糖玉米糖漿」，因為，它也很甜，我們也稱它叫 simple sugar（單糖）。

1. 我們需要的「糖」，請從原態的全穀雜糧類攝取，讓其中的「多醣」慢慢被分解成「糖」，慢慢被吸收、利用！因為，我們若吃太多的糖，並不是只有胖而已，還會變老。

2. 我們要戒的ㄊㄤˊ，是「糖」而不是「醣」。

2

「簡單糖類」
是美麗的剋星？

—

我們每天接觸到的醣類非常多種，有多醣、寡醣、
雙醣、單醣等，其中雙醣、單醣容易被我們人體
吸收，尤其這些雙醣與單醣如果被食品工業技術
提煉出來，再「外加」於食物中以增加美味，我
們則稱這些醣類為「簡單糖類」。我們每天吃進
太多簡單糖類，會對身體造成許多負擔，也對健
康產生不利的影響，這一章節要帶大家深入
認識簡單糖類。

? 可以怎麼吃都不會胖？

　　每次和朋友聚會，大家知道我正在寫書時，十個裡面有八個人希望我寫
的書能教大家「怎麼吃也不會胖！」或是「怎麼吃也不會老！」之類的話
題，有趣的是，大家常常一邊跟我說他們的願望，一邊又把美味甜食往嘴
裡送！看到這樣的情景，我心裡想：一個又能狂吃還要能瘦的方法，會是
一個不可能的任務嗎？

抓出糖類致胖的元凶！

「不要胖、不要老」是許多人共同的願望，但是，真的有一種飲食能實現這個夢想嗎？其實，還是有一種飲食可以讓我們「不胖」、「慢老」，可惜現在人幾乎做不到！那就是戒掉「簡單糖類」──把簡單糖類從我們的飲食中除去。

每次看到很多人餓肚子，這也不敢吃、那也不敢吃，尤其是澱粉類的米飯都不敢沾一口，但餓到頭昏眼花時，卻又塞一顆糖果到嘴巴，這種做法是絕對錯誤的。因為，讓我們變胖、變老的不是存在全穀根莖類中的「多醣性澱粉」，而是外加於食物中的「簡單糖類」。

若是以營養學的定義，單醣類(如葡萄糖、半乳糖、果糖)及雙醣類(蔗糖、麥芽糖、乳糖)這兩種醣稱為「簡單糖類」。然而，我所認為的簡單糖類，是一些非天然存在於食物中，而是為了讓食物更可口或提高保存度，「外加」於食物中的糖類。舉一個例子，像「果糖」，原來就存在於水果中，如果你吃水果時是整顆連纖維一起吃下去，這時的「果糖」是以天然存在於食物中的形式進入你的口中，這就不是我認定的「簡單糖類」；但是，如果用食品科技的方式製造出的果糖，在做飲料或甜點時「外加」進去的「果糖」，這類「果糖」就被我認為是「簡單糖類」。

我們日常生活中吃到「簡單糖類」的機會太多：喝咖啡要加糖、打果汁要加糖、吃麵包要塗果醬，加上市售飲料、甜蜜的蛋糕、順口香濃的冰淇淋……這些美好的滋味都來自糖。再檢視一下加工食品，通常是加工越多

的食物，放的糖會越多。一般建議這些簡單糖類的食用，一天不能超過總熱量的 10％，如果，一個人一天需要 2000 大卡，所攝取的簡單糖類不可以超過 200 大卡，而 200 大卡的糖約 50 克，差不多 10 顆方糖。但是現在很多人一天大概都吃到 80 克的簡單糖類，這些糖類分布在飲料、冰淇淋、餅乾、麵包、菜餚中，大家吃了都不自知。

簡單糖類的問題不簡單！

「甜蜜」的滋味很誘人，但是，你知道這些「簡單糖類」隱藏了多少對健康的負面影響嗎？

① 容易肥胖

簡單糖類其實一點營養價值都沒有，它只是增加食物的甜度與熱量而已。尤其很多飲料毫無營養可言，只是糖水和一些香料，喝太多飲料會排擠其他真正具有營養的食物。所以，減重第一步，請務必要先戒掉含「簡單糖類」的食物。

② 容易血糖升高

簡單糖類是最容易造成血糖波動的東西，因為它的構造太簡單了，身體不需要費太多的工夫消化、吸收。所以，吃太多簡單糖類會讓血糖容易升高，胰島素就必須常常分泌，自然就會增加脂肪堆積，這也是肥胖的原因之一。

③ 容易老化

人體會老化是必經的過程，我們雖然無法拒絕老化，但是可以延緩老化，當我們身體有太多簡單糖類時，它會和蛋白質鍵結 (cross-linking)，產生「先進糖化終產物」（Advanced Glycation End-products, AGEs）進而「老化」：就像太多糖黏在軟骨的膠原蛋白，會讓關節老化產生退化性關節炎；太多

糖黏在皮膚的膠原蛋白，會讓皮膚老化產生皺紋；太多糖黏在水晶體的蛋白質，會讓水晶體老化形成白內障。因此，少吃簡單糖類可以減少蛋白質被糖化 (glycation) 的機會，就可以延緩老化。

容易感染、發炎

我們人喜歡吃甜的，其實在我們身體周遭蠢蠢欲動的細菌、黴菌也喜歡吃甜的，尤其是黴菌！有些女性朋友常常會有私密處感染的現象，請試著戒掉簡單糖類，就會發現這種擾人的疾病會不藥而癒；還有常常會長青春痘的人，也應該試著戒掉簡單糖類，也會發現皮膚的狀況越來越好，因為，細菌找不到多餘的糖分可以吃，皮膚發炎紅腫的現象就會減緩。

容易蛀牙

飲食中的糖分非常容易被口腔的細菌代謝成酸性，溶解牙齒的琺瑯質，細菌也會利用糖製造黏性的牙菌斑，就減少了口水中和酸性的效果，也是蛀牙的原因之一。

延伸閱讀

常添加於食物中的簡單糖類

種類	甜度	熱量	糖的形式／結構	用途／注意事項
蔗糖 sucrose	1	4 kcal/g	**雙醣** （葡萄糖＋果糖）	· 加工食品中最常用的糖類
紅糖 brown sugar	1	4 kcal/g	**就是含有糖蜜的蔗糖**	· 比蔗糖多一點礦物質 · 用於烹飪
糖粉 icing sugar	1	4 kcal/g	**特級細的蔗糖**	· 非常容易吸濕 · 用於糕餅
乳糖 lactose	0.2	4 kcal/g	**雙醣** （葡萄糖＋半乳糖）	· 食用時要注意乳糖不耐症 · 存在於乳製品
果糖 fructose	1.2～1.8	4 kcal/g	**單醣**	· 市售果糖糖漿是玉米澱粉加工後的產物，為葡萄糖及果糖之混合，含 40～90% 的果糖 · 用於飲料、汽水
葡萄糖 glucose	0.7	4 kcal/g	**單醣**	· 玉米糖漿內含有很多葡萄糖 · 用於烘烤食品加味增色、軟飲料、糕餅、布丁、各種罐頭等
麥芽糖 maltose	0.4	4 kcal/g	**雙醣** （葡萄糖＋葡萄糖）	· 多用於傳統的餅乾
焦糖 caramel	1	4 kcal/g	**把蔗糖煮到攝氏 170℃ 而得**	· 可做為食物的黑色素 · 用於咖啡、布丁及烘焙食品
蜂蜜 honey	0.97	3 kcal/g	**富含果糖和葡萄糖**	· 營養價值與單醣一樣，無特殊營養價值 · 各種食品均可

楓糖漿 maple syrup	0.64	2.7 kcal/g	**楓糖樹的樹液 熬煮濃縮而成**	· 目前市售的楓糖漿，多是玉米糖漿和高果糖糖漿加楓糖香料製成 · 各種食品均可
山梨醇 sorbitol	0.6	3 kcal/g	**一種六元醇** 天然水果中含有一些山梨醇，有些是葡萄糖加氫製成	· 每天攝取山梨醇超過 10 公克，可能有腹瀉、腹脹的副作用 · 常當成蔗糖之替代品使用於糖尿病患者的食品中
甘露醇 mannitol	0.7	3 kcal/g	**一種己糖醇** 天然存在蔬果與藻類中	· 每天攝取甘露醇超過 10 公克，可能會腹瀉、腹脹的副作用 · 蔗糖之替代品使用於減肥食品或糖尿病患者的食品中
木糖醇 xylitol	0.9	3 kcal/g	**一種戊糖醇** 廣泛存在於各種植物中， 可從白樺、覆盆子、玉米等植物中提取	· 每天攝取木糖醇超過 10 公克，可能會腹瀉、腹脹的副作用 · 用於無糖口香糖，可防止蛀牙

映瑩博士的健康小叮嚀

要讓自己不胖又慢老，第一步就先戒掉簡單糖類。以下方法可以幫助減少簡單糖類的攝取：

一、詳細閱讀食品標示，盡量挑選含糖較少的食物。

二、多吃新鮮天然的食物、少吃加工食品，有些加工食品雖然不是甜的，但是，為了中和酸或鹹會放很多糖，如：酸梅。

三、少喝市售飲料，如汽水、奶茶、果汁裡面都有很多糖，應在家中自製不加糖、不濾渣的果汁。

四、西式糕點、中式糕餅盡量少吃，逢年過節偶爾吃一下無妨，千萬不能當作每天的主食。

五、烹飪時也盡量不要外加糖，如需要甜味食可以善用水果，如鳳梨、芒果、橘子、哈密瓜，這些帶有甜味的水果入菜，會讓食物美味又健康。

六、飯後甜點可以用新鮮水果取代。

3

蔗糖比較健康嗎？

—

果糖比蔗糖甜 1.7 倍，所以攝取一點點就有很高的甜度，而且不會以血糖的形式留在血液當中，這對於不能吃太多糖的糖尿病患者是一大福音，但這並不代表果糖比蔗糖健康。果糖與蔗糖的熱量相同，若是攝取過多的果糖，果糖會在肝臟中代謝成三酸甘油酯，這些脂肪透過血液運輸到不同的部位，可能會變成高血脂症或肥胖症。

蔗糖是天然的好糖？

前一陣子有一家茶舖標榜用純天然的「蔗糖」，結果民眾趨之若鶩，每天大排長龍，只為了一杯用蔗糖的茶飲。沒錯，其他店鋪大部分用的是高果糖玉米糖漿（HFCS），甚至連超商飲料也都放高果糖玉米糖漿，也就是大家熟悉的那種壓出來透明液狀的糖漿。蔗糖真的比較安全健康？多吃一點沒關係？高果糖玉米糖漿不是天然的，就會危害健康嗎？

無論「高果糖玉米糖漿 55」和「蔗糖」，吃多了都不好！

高果糖玉米糖漿是由玉米澱粉經由酵素水解、轉化後而成不同果糖濃度的糖漿，食品工業中最常用 HFCS42、HFCS55 和 HFCS90。以 HFCS55 為例，代表 55％是果糖，45％是葡萄糖，兩者是以「單醣」的形式存於糖漿中，這是目前飲料市場最常使用的高果糖玉米糖漿。而蔗糖的組成則是 50％的果糖和 50％葡萄糖，只是，蔗糖是由果糖與葡萄糖鍵結而成的「雙醣」。分析高果糖玉米糖漿 55 和蔗糖兩種甜味劑的組成，發現含果糖及葡萄糖的比例幾乎一樣，且兩者的甜度相近。

再來分析高果糖玉米糖漿 55 和蔗糖兩種甜味劑在體內的代謝路徑，會發現兩者並沒有太大差異。蔗糖雖然為雙醣，但是到了小腸後經由酵素分解，立刻「分家」成兩種單醣——果糖及葡萄糖。因此，無論果糖或葡萄糖來自於高果糖玉米糖漿 55 或是蔗糖，它們在體內的代謝路徑並不會因為來源不同而有所改變。換句話說，高果糖玉米糖漿 55 或是蔗糖在體內的代謝並無顯著的差異。

以上的解析，並非要幫高果糖玉米糖漿脫罪，而是要說明無論是高果糖玉米糖漿或是蔗糖都是屬於精緻醣類，在營養學上都屬於空熱量的食物，吃多了都會增加心血管疾病、肥胖、慢性發炎反應的風險。

延伸閱讀

蔗糖與高果糖玉米糖漿的營養分析

種類	天然蔗糖	高果糖玉米糖漿 (HFCS)
分類	雙醣 （葡萄糖與果糖結合）	澱粉加工後之產物， 含葡萄糖及果糖之混合
甜度	100	100 ～ 170 （含果糖越高，甜度越甜）
代謝	容易造成血糖波動	果糖純度越低， 越容易造成血糖波動
熱量	4 大卡／克	4 大卡／克
市售產品	一般砂糖、黑糖、冰糖	各種純度不同的果糖糖漿
建議攝食量	少吃 許多甜食添加蔗糖， 應節制食用	少吃 許多飲料添加高果糖玉米糖漿， 應節制食用

映蓉博士的健康小叮嚀

不管是蔗糖或是高果糖玉米糖漿，都不可以多吃，嗜甜的味覺是可以慢慢被馴服的，所以減糖一定要放入飲食計畫。

以前大家都以為果糖是好糖，因為吃進果糖後血糖不太會升高，對糖尿病患者來說是一大福音。但吃進去的果糖竟然會轉化成中性脂肪累積在肝臟裡，可能造成高血脂症、肥胖症，甚至形成脂肪肝。請大家注意了！只有天然存在蔬果中的果糖不用特別限制，其他市售的果糖都不是天然的，都是從澱粉轉化而成，應節制攝取。

「果糖」真的是好糖？

在好久好久以前，有個知名廣告的主題歌：「XX果糖是好糖⋯⋯」。嗯！沒聽過的人，恭喜你，代表你還年輕。那時候的確很多人覺得這種糖太棒了，有不少專家建議糖尿病患可以放心使用，連我寫文章的時候，也會幫純果糖美言幾句。但是，研究越做越多，發現事實並非如此！趕緊來把果糖真實的面貌說明一下。

果糖不會引起血糖太大的波動，就是好糖嗎？

當初會說果糖是「好糖」的著眼點就是——果糖吃下去後，發現血糖不太會升高耶！那不就太好了，真是糖尿病患者的福音呀！但是，等等，那吃進去的果糖跑去哪了？

首先，必須先了解我們的身體是如何處理吃進去的葡萄糖？處理葡萄糖的路徑比較繁瑣，當腸子吸收後，必須先送去肝臟，再由肝臟放入血液中，血液把葡萄糖送到各個器官的細胞時，如果細胞需要葡萄糖當熱量，必須要有一種叫做「胰島素」荷爾蒙的幫忙，才能把葡萄糖送入細胞裡。如果我們身體的胰島素出現了問題，像第一型的糖尿病患無法製造胰島素，或第二型的糖尿病病患的胰島素功能不全、分泌不足，這些狀況都會讓葡萄糖無法進入細胞而留在血液中，這就是為什麼糖尿病的人血糖會高的原因。

但是果糖的代謝不像葡萄糖，它進入肝臟後就比較「不喜歡」直接跑出肝臟，果糖首先會在肝臟中「變身」成三酸甘油酯 (Triglyceride,TG) 也就是所謂的中性脂肪，這也是為何吃下果糖後血糖不太會增加。但是，在肝臟中變成脂肪有比較好嗎？

肝臟再把這些中性脂肪包裝成「非常低密度脂蛋白」(Very Low Density Lipoprotein, VLDL) 這種運輸型態送出肝臟，經過血液的運輸把這些脂肪送到不同的部位。但是，若吃太多果糖，就可能有過多脂肪堆積在血管變成高血脂症，若太多脂肪堆積在脂肪細胞就變成肥胖症，有時在肝臟合成的脂肪送不出去，留在肝臟就形成脂肪肝了。

也有研究指出吃太多果糖和痛風的發生有關係。另外也有研究報告認為，果糖無法讓我們身體產生飽足感，會讓我們不經意就吃更多。所以，

不管什麼糖都必須要「節制」使用。

目前市面上並無販售「純的果糖」，現在買得到的果糖多是以「高果糖玉米糖漿」來販售。而天然果糖只存在蔬果中，若是適量攝取蔬果並不會產生以上所提的各種負面效應。

延伸閱讀

天然果糖與高果糖玉米糖漿 (HFCS) 的營養分析

種類	天然果糖	高果糖玉米糖漿 (HFCS)
分類	單醣	澱粉加工後之產物，含葡萄糖及果糖之混合
甜度	170	100 ～ 170（含果糖越高，甜度越甜）
代謝	不容易造成血糖波動	果糖純度越低，越容易造成血糖波動
熱量	4 大卡／克	4 大卡／克
市售產品	目前無天然果糖市售	各種純度不同的果糖糖漿
建議攝食量	從天然蔬果中攝取，不需刻意限制	**少吃**許多飲料添加高果糖玉米糖漿，應節制食用

記住！天然的最好！只有天然存在蔬果中的果糖不用特別限制，其他市售的果糖都不是天然的，都是從澱粉轉化而成，應節制攝取。

5

「斷糖飲食法」
從營養學的角度來看
是可行的嗎？

—

你知道「斷糖」、「斷醣」、「低醣」的差別嗎？
糖吃多了，會發胖、長不高、加速衰老！長期的
「斷醣」飲食則可能引發代謝錯亂，例如酮酸中
毒。「低醣」飲食在營養學上則是可接受的。如
果一定要有一餐是「斷醣」或是「低醣」飲食，
我建議在晚餐時進行，對身體較好。

到底是「斷糖」還是「斷醣」？

最近收到很多書請我幫忙推薦，只要是標題寫著：「斷糖」，我都會請
出版社寄書來讓我評估看看。若標題是：「斷醣」，我就會婉拒。為什麼？
我是不是太挑剔了？但我也沒有如此機車，若書的標題是寫：「低醣」，
我還是會考慮推薦的。大家會不會疑惑我選擇的邏輯是什麼？我在這邊說
明給大家聽。

「糖」、「醣」大不同，一定要分清楚！

「斷糖」

請注意喔！這裡的ㄊㄤˊ是「米」字旁的「糖」，就是精緻的糖，甜味非常明顯，通常是用來加在咖啡、其他飲料裡，或是煮紅燒時加入的「糖」，這種糖我們可以不要「吃」進嘴巴裡。

糖吃多了，會胖——這大家都知道。糖吃多了，會矮——這應該很多人不知道，發育中的孩子，因為太多糖的攝取會抑制生長激素的分泌，會阻礙發育。 糖吃多了，會老——因為，太多的糖會與身體裡的蛋白質結合，造成蛋白質無法發揮它原來的功能，當膠原蛋白被糖黏住，膠原蛋白就失去彈性，老化就開始啦。

「斷醣」

這裡的ㄊㄤˊ是「酉」字旁的「醣」，包括了多醣、寡醣、雙醣、單醣，其中多醣是我們常吃的澱粉，來自全穀雜糧類，如糙米、玉米、地瓜、馬鈴薯……，是提供我們身體熱量的重要來源。

若飲食中完全隔絕多醣，也可以說是隔絕澱粉，長期下來容易產生代謝錯亂，例如酮酸中毒、荷爾蒙大亂。我不認為是一種可以長期施行的飲食方法。

「低醣」

我不贊成長期進行「斷醣」的飲食行為，但是，如果是「低醣」的話，我認為在營養的觀念上是可以接受的。以我自己的飲食為例，在醣類分配

上，若那一陣子我要進行體重控制，我會把澱粉的攝取集中在早餐，而午餐澱粉則吃適量，晚餐的澱粉則省略。

延伸閱讀

我不贊成「斷醣」，但我贊成越晚的時候，飲食中應該要把越含糖分或醣分的東西移走，主要原因是晚間生長激素的分泌比白天高，如果越晚的時候吃越多甜食或澱粉，血糖會增加，也會刺激較多胰島素的分泌。胰島素越多，生長激素的分泌會受到抑制，當生長激素下降時，我們脂肪細胞的分解會受到抑制。對小朋友來說，若在睡前吃太甜的食物，比較容易長不高。

營養博士的健康小叮嚀

飲食的原則要注重「三餐」均衡，但是，可以適當在三餐之間調配食物種類的分配，基本上，我們只要做到「每日」均衡就好！我建議若要有一餐的「斷醣」或是「低醣」飲食，最適合在晚餐進行，這樣對身體比較好。

一般人對寡醣比較陌生，雖然常常從媒體聽到這個名詞，但對於寡醣對健康的影響，了解的人真的少之又少。寡醣類是 3 ～ 10 個單醣的複合醣類，因為甜度低、熱量又少，適合糖尿病和減重的人適量使用。寡醣的好處不只如此，它還是腸道中的益生菌的食物，不只強壯益生菌來增強免疫力，分解寡醣後的有機酸，還可以幫助腸胃蠕動，增進腸胃的健康。

「寡醣」是活的？

一般民眾根本搞不清楚什麼是「寡醣」，常常誤以為就是「果糖」。我曾經從事寡醣產品的開發工作，為了讓民眾加深印象，產品名字相當重要，大家一起腦力激盪，希望賦予這個產品新生命，讓它一炮而紅！

為了要凸顯這個產品是有生命力，強調不是一般的糖，一位天才同事想出了「『活』寡醣」的產品名，立刻引來一陣狂笑，因為這名字和「守活寡」的聯想度太高，當然這名字最後胎死腹中。但是，這個名字卻在我腦中留

下深刻的印象，要不是因為和「活寡」的聯想度高，用「活」這個字來形容寡醣倒是非常恰當！因為寡醣和其他單醣、雙醣、多醣相較，它真的會讓我們的身體活起來。所以後來寡醣得到一個「益生質」(prebiotics) 的封號，顧名思義就是能讓腸道中有益的好菌生長的好東西，也就是讓腸道中的好菌「活」起來。直到現在，我還是覺得那位同事真是天才。

⊙ 寡醣能讓身體「活」起來！

至於寡醣到底有什麼本事讓身體活起來？以營養學的角度來看，寡醣類就是含有 3 ～ 10 個單醣的複合醣類，也有人稱為「低聚醣」，當還沒有發現寡醣有許多好處前，只知道有些人吃一些豆類特別會放屁，因為豆類含有棉籽糖 (raffinose) 和水蘇糖 (stachyose) 這兩種寡醣，我們人體沒辦法消化這兩種寡醣，會原封不動的進入大腸，此時，大腸的細菌分解這些寡醣時，就會產生一些氣體及其他的副產品。後來才發現原來這些人體不要的寡醣，可是腸道一些好菌的寶藏呢！這些寡醣是腸道好菌最愛吃的食物，會讓它們活力旺盛，就可以抑制有害菌的生長！

吃寡醣，多健康

其實，除了豆類，很多蔬果也含有許多寡醣，如洋蔥、大蒜、牛蒡、蘆筍、麥類等，多吃這些蔬果能得到寡醣的好處。現在市售寡醣的產品越來越多樣化，常看到的有「果寡醣」(fructooligosaccharide)、「異麥芽寡醣」(isomaltooligosaccharide)、「半乳糖寡醣」(galactooligosaccharide)、「木寡

醣」(xylooligosaccharide) 等。我想大家一定覺得頭昏眼花，不知道到底哪一種寡醣比較好？其實，這些寡醣的功能大同小異，主要差別在甜度不同，以及我們的腸道對不同的寡醣耐受程度不同。此外，還要學會看產品中寡醣的純度，因為一般寡醣的甜度比蔗糖低很多，廠商為了要提升甜度會與蔗糖或果糖混合，如此一來，同樣是一匙市售寡醣，其保健功效就差很多。

我們先來看一下寡醣對身體有哪些好處？

低熱量的甜味劑

由於寡醣在小腸不會被分解吸收，直到進入大腸才被好菌分解成有機酸，這些有機酸被吸收後會產生些許的熱量，熱量比一般糖類低，1 克約 1～2 大卡。寡醣也有甜味，甜度約蔗糖的 20%～50%，糖尿病患或要減重的人，可以用適量的寡醣當甜味劑。

改善腸道菌叢

雖然我們人體無法消化吸收寡醣，但是，寡醣卻是腸道裡一些有益菌的優良食物，一旦腸道的有益菌生長良好，就能抑制壞菌的生長，使人體腸道健康，增強免疫能力。

調理腸道機能

寡醣本身有膳食纖維的功能，而且它們經菌叢代謝後所產生的有機酸能刺激腸道蠕動，減少便祕的現象。若因病長期服用抗生素者，建議要補充寡醣及乳酸菌，以重新建立腸道菌相的平衡。

很多人把寡醣的功能描述成仙丹，雖然我不認同很多誇大的說法，但寡醣的確是會讓腸道「活」起來的醣類，適量地補充寡醣對身體絕對是有幫助的。

延伸閱讀

寡醣比一比

種類	果寡醣	異麥芽寡醣	半乳糖寡醣	木寡醣
來源	以蔗糖當原料，利用酵素把果糖接到蔗糖分子上，一分子的蔗糖接上 3 ～ 5 分子的果糖，以 β-1，2 糖苷鍵所構成的寡醣。	以澱粉為原料，經過特殊酶的作用而製成的。它是指 2 ～ 10 個葡萄糖分子之間至少有一個以 α-1，6 糖苷鍵結合而成的支鏈，支鏈有 2 ～ 5 個單糖數，為一種支鏈狀低聚糖。	以乳糖做為原料，經過特殊轉移酵素作用，形成一個葡萄糖分子接了 2 ～ 5 個半乳糖分子所形成的一種寡醣。	一般農產品廢棄物如玉米芯、甘蔗渣等為原料，以聚木糖分解酵素將其分解成 2 ～ 7 個木糖分子 (xylose)，以 β-1，4 糖苷鍵結合所構成的寡醣。
甜度	蔗糖的 20 ％～ 40 ％	蔗糖的 50 ％	蔗糖的 35 ％	蔗糖的 40 ％
熱量	1.4 kcal/g	1.7 kcal/g	1.7 kcal/g	1.5 kcal/g
每日最少有效量	3 ～ 8 克	10 克	2 ～ 5 克	1 ～ 3 克
腸道忍受量	15 ～ 20 克	15 ～ 20 克	10 ～ 15 克	10 ～ 15 克
使用特色	目前市面上的果寡醣純度並非 100 ％，通常因酵素作用不完全還有蔗糖及果糖的分子。目前糖漿狀及粉末狀均有販售。	目前市面上價錢最便宜、使用量最大的寡醣。目前糖漿狀及粉末狀均有販售。	目前市面上的半乳糖寡醣純度並非 100 ％，通常因酵素作用不完全還有葡萄糖、乳糖及半乳糖的分子。	目前市面上最貴的寡醣，純度越高越貴。不過每天 1 ～ 3 克就可以達到有效劑量，用量不需太高。目前糖漿及粉末狀均有販售。

1. 寡醣是對身體有幫助的醣類，可以透過多吃一些如大蒜、洋蔥、牛蒡、豆類等食物來補充。
2. 市售寡醣是很好的補充來源，選用寡醣時應仔細看清楚寡醣的純度，純度越高的越有保健功效。若與益生菌一起食用，保健功能更佳。
3. 補充寡醣不能過量，否則會有腹脹，甚至腹瀉的現象。

7

白米飯真的不營養？

—

現代人養生都吃糙米，難道精白米一點營養也沒有嗎？其實，白米飯的營養價值還是比麵包、蛋糕、麵條等好，只是纖維含量太低，也沒有胚芽及麩皮所含的維生素 E、維生素 B 群、礦物質及膳食纖維等，幾乎只剩下澱粉了。我們應該吃得更聰明、更有效率，用糙米取代部分精白米。市面上有五穀米或是十穀米都是很好的選擇。

⑦ 聽說精白米都沒有營養？

我記得自己從小是吃精白米長大的，老一輩的父母或是祖父母，對於家中有吃不完的精白米覺得是一件很驕傲的事，以前的人能吃到精白米算是身分地位的表徵。但是，養生觀念漸漸風行，大家都知道要多吃「粗食」，所以大家開始改吃糙米，甚至有人說白飯一點營養價值都沒有。真的是這樣嗎？

ⓘ 多吃全穀根莖類增加纖維

　　白米飯其實還是有營養的，至少是提供我們澱粉的來源。以我的觀點來看，和麵包、蛋糕、麵條等比起來，白米飯還是比較好的澱粉來源。只是，我們常用來當主食的白米飯，纖維實在太少，為了增加我們飲食的纖維攝取量，光從蔬菜、水果加強還是達不到每天的纖維攝取量，因此，我們必須從「主食」下手。新版的《飲食指南》把以前的「五穀根莖類」改成「五穀雜糧類」或「全穀雜糧類」，希望可以增加整個飲食的纖維攝取量。所以，若我們的主食只吃白米，真的無法符合「全穀」的概念，不是白米飯完全沒營養，而是我們應該要更聰明的選擇主食。

延伸閱讀

什麼是全穀？

　　我們來了解一下全穀的定義，就是穀粒脫去不能吃的外殼，保留了麩皮、胚芽、胚乳三大部分，像糙米就是一種全穀類，而我們平常吃的白米飯是除掉了麩皮、胚芽，只剩胚乳。換句話說，白米飯沒有胚芽及麩皮所含的維生素 E、維生素 B 群、礦物質及膳食纖維等營養，白米飯在營養學的定義裡就剩下澱粉了。因此，我們應該更聰明的選擇澱粉的來源，除了吃澱粉外，還要把其他營養素一起吃下去，這樣才有高的 CP 值。

白米怎麼來的？

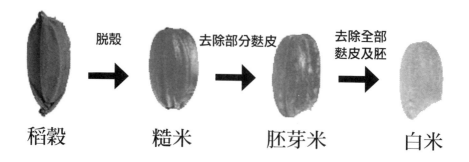

稻穀　　脫殼→　糙米　　去除部分麩皮→　胚芽米　　去除全部麩皮及胚→　白米

映韓博士的健康小叮嚀

1. 主食中的精白米，可以部分用糙米取代，市面上的五穀米或是十穀米等都是不錯的選擇。
2. 白米飯、白麵包、白麵條都太過精緻，不是最佳的主食。

我們習慣以白飯當作主食，其實還有更好的選擇：糙米，雖然口感不如白飯，但它有豐富的膳食纖維和維他命 B 群。另外，包括像燕麥除了有上述的營養外，也可以幫助我們降低膽固醇、控制血糖、改善便祕；而薏仁所含的脂肪酸多屬單元不飽和脂肪酸，富含膳食纖維，同樣有降低膽固醇功效。

什麼是完美的主食？

有很多人知道了某種食物很好，就會一直吃，但我是喜歡變來變去的人，選主食也一樣。走進賣場，要選什麼當主食呢？有人希望我推薦一個「完美」的主食組合，免得他們傷腦筋。其實，沒有任何食物是完美的，我只能推薦「相對完美」的組合給大家參考。

⊕ 主食有三寶：糙米、燕麥和薏仁

　　我們由延伸閱讀的資料可以看出，精白米的各種營養成分都比不過其他常見穀類，因此我很鼓勵大家吃糙米、燕麥及薏仁這三種常見的穀類。糙米是稻米去殼以後保留最大營養素的穀類；糙米再去除麩皮的部分則是胚芽米；而胚芽米再去除胚芽的部分才是精白米，換句話說，把好多東西都去掉了才剩精白米。因此，糙米無論是膳食纖維或維生素 B 群，都比精白米或胚芽米好。

　　再來我推薦的第二種穀類是燕麥。燕麥具有比糙米更豐富的水溶性纖維及 β-聚葡萄糖，對於降低膽固醇或是控制血糖都是非常棒的食物，有便祕的人也可以把一些主食類換成燕麥，排便的效果會相當不錯。不過要注意的是，大家吃燕麥時，最好是選擇一整顆顆粒完整的燕麥，不要選擇已經磨成粉的，這種粉狀燕麥雖然比較容易被吸收，但是對血糖控制的功效卻差很多。

　　而薏仁也是另一種好穀類。中醫的觀念裡，薏仁有利水滲濕、除痺、清熱、排膿、健脾、止瀉，對於利尿消水腫的功效不錯。而現在科學性的研究發現，薏仁所含的脂肪酸多是單元不飽和脂肪酸，而且所含的膳食纖維也不少，因此對於降低膽固醇、增加高密度膽固醇 (HDL-C，好的膽固醇)、血糖的穩定都有很好的效果。但是要注意！孕婦並不適合吃薏仁，因為薏仁的排水功效很強，很容易讓羊水過少，影響到懷孕的過程。

　　大家可以試試看，把不同穀類煮在一起，用不同穀類的特性，把主食的功能提到最高，而不是只有吃澱粉而已。

延伸閱讀

常吃穀類的營養分析

種類 （每 100 公克）	精白米 （生）	糙米 （生）	胚芽米 （生）	糯米 （生）	燕麥 （生）	薏仁 （生）	蕎麥 （生）
熱量 (Kcal)	355	364	357	359	402	373	360
蛋白質 (g)	7.5	7.9	7.7	8.4	11.5	13.9	10.8
碳水化合物 (g)	77.2	75.6	73.9	78	66.2	62.7	70.7
膳食纖維 (g)	0.3	3.3	1.9	0.7	5.1	1.4	3
維生素 A (IU)	0	0.8	0	0	0	0	0
維生素 E (α-TE)	0.06	0.5	0.89	0.31	1.73	0.29	0.44
維生素 B$_1$ (mg)	0.05	0.48	0.34	0.09	0.47	0.39	0.48
維生素 B$_2$ (mg)	0.02	0.05	0.05	0.02	0.08	0.09	0.19
菸鹼酸 (mg)	0.8	6.72	4.4	1.65	0.8	1.5	4.7
維生素 B$_6$ (mg)	0.02	0.07	0.07	0.13	0.03	0.06	0.3
鎂 (mg)	19	127	102	23	112	169	189
磷 (mg)	55	538	133	110	160	118	229

1. 主食不要選擇太多加工步驟的穀類，糙米、燕麥、薏仁都是很好的選擇。

2. 孕婦食用薏仁時要特別注意，不可多食，以免增加流產的危險。

每個人都應該吃
低 GI 值飲食嗎？

—

高 GI 值的食物，讓你吃下後血糖會快速上升；
而吃下低 GI 值的食物，血糖則是慢慢上升。GI
值越高的食物，表示所含醣類越容易被人體吸
收，無論是對糖尿病患者或是肥胖的人都不好，
即使是健康的人，血糖高高低低的也不是好事。
現代人的飲食應漸漸回到「粗食」以及「蔬食」，
少吃精製食物，才是真正健康的方法。

GI 值應該只有糖尿病病患需要關心嗎？

什麼是 GI 值啊？先來破哏一下，所謂 GI 值就是升糖指數 (Glycemic
Index，GI 值)，白話文就是吃下某種食物造成我們血糖上升的速度。所以，
高 GI 值的食物，就是我們吃下這種食物後，血糖上升的速度很快；而低
GI 值的食物，就是我們吃下去某種食物，血糖則是慢慢上升。通常 GI 值
在傳統的營養學中是用來評估含糖分的食物，如主食類和水果類。講到「血

糖」兩字，就會有很多人以為 GI 值應該只和糖尿病的飲食有關，一般人不需要太注意，真的是這樣嗎？

每個人都應該吃低 GI 值的健康食物

其實除了糖尿病患，我認為減重的人，甚至一般正常人也要控制血糖的變化，不要沒事讓我們的血糖高高低低的。於是，懂得如何選擇低 GI 的主食很重要！

水果後面有專章介紹，這邊先跟大家說明穀物類的重點，像我們常吃的精白米，口感是比較好沒錯啦！但是升糖指數比其他穀類高許多。此外，肥胖也是一個大家關心的問題，通常 GI 值越高的食物，表示所含醣類越容易被人體吸收，無論是對糖尿病患者或是肥胖的人都不好。因此，我建議要減重的人不需放棄米飯，但是可以把精白米改成糙米，糙米的糖分相對不容易被吸收，所含的豐富維生素 B 群可以提高我們的代謝，對減重也是有幫助呢！

總之，不管你現在有沒有病，也不管你現在胖不胖，我們的飲食應漸漸回到「粗食」以及「蔬食」，越精製的食物及越加工的食物應少吃，在富裕的年代更應該找尋食物最原始的滋味，這才是健康之道！

延伸閱讀

常吃的穀類 GI 值 (升糖指數)

分類	白飯	白稀飯	糙米飯	糙米稀飯	燕麥片粥	蕎麥麵	薏仁
GI 值	73	78	55	57	55	59	36

* 葡萄糖 GI 值 =100

在主食的選擇上，我建議選擇 GI 值比較低的穀類，這樣對血糖控制比較有幫助。這不但對糖尿病患很重要，對健康的一般人也很重要。

一

在物資缺乏的年代，大家都是以澱粉性食物為主食，尤其米飯更是每餐不可缺乏的，但卻很少聽到有人會因此過重，有代謝症候群的問題。原本存在食物中的澱粉並不會讓我們肥胖，或是危害健康，而是我們的飲食習慣越來越講究、精緻，過度加工的食品讓澱粉性食物污名化。需要減重的人，應該要先減少食用加工食品，以攝取原態食物為主。

吃飯會發胖嗎？

前幾天和一群年輕妹妹一起用餐，每個人都非常注重身材的維持，而且用餐時都有個習慣——就是不吃飯！她們似乎都把米飯視為造成肥胖的凶手，而我則是很正常地添了八分滿的糙米飯開始用餐。大家就很訝異的問我：「不是吃澱粉容易胖嗎？妳怎麼都不擔心吃飯會發胖？」聽到這裡我馬上想到一首詩：「鋤禾日當午，汗滴禾下土；誰知盤中飧，粒粒皆辛苦。」心裡真是替辛苦的農夫叫屈，難道吃「米飯」真的會容易發胖嗎？

我不胖，因為我只吃「原態」澱粉性食物！

一樣是澱粉性食物，只要一經過精製加工就大變身，從「好人」變「壞人」。

例如「原態」馬鈴薯本來是好人，有豐富的纖維、水分、維生素 C 等，一經「加工」變成洋芋片後就少掉大部分纖維、營養素，並額外增加很多熱量。所以，請記住！我們的主食一定是「原態的全穀雜糧類」的澱粉性食物，把握這原則就可以不怕胖。

延伸閱讀

減重者對澱粉性食物的選擇

類別	不易發胖的 澱粉性食物	稍易發胖的 澱粉性食物	容易發胖的 澱粉性食物
食物特徵	保留原本農作物的樣子	已不是原本農作物的風貌，但是沒有添加太多其他添加物	已不是原本農作物的風貌，又添加許多高熱量食材一起加工
食物種類	馬鈴薯、番薯、芋頭、玉米、小麥、米飯、糙米、紅豆、南瓜等	麵條、白麵包、全麥麵包、米粉、冬粉、水餃皮、小湯圓等	油飯、餅乾、菠蘿麵包、可頌、油條、包子、喜餅、泡麵等
食物特性	含有不容易分解的膳食纖維、維生素等	膳食纖維、營養素大幅減少	此類食物多了油、糖、鹽等，熱量大幅提高
食用頻率	可放心當三餐主食	偶爾可以當主食	盡量不要吃

減重的人可以選擇未經過加工的澱粉性食物做為主食，減少加工食物的攝取是減重的第一步。

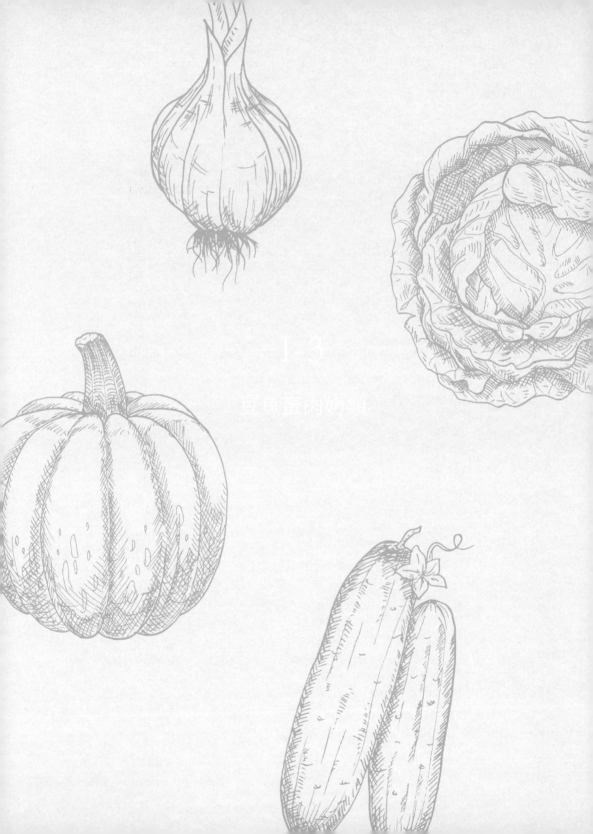

一

蛋白質是人體的重要成分，太多則加重肝腎的負擔，太少會導致新陳代謝、免疫能力，以及肌肉合成等下降。你知道自己每天需要幾份「蛋白質食物」嗎？此外，很多人以為含蛋白質食物的重量就是蛋白質的重量，提醒大家別搞錯了！

需要的「蛋白質」重量等於「含蛋白質食物」的重量嗎？

　　故事是這樣的，有些人有一點點營養概念，知道 1 公斤的體重大概需要 1 克的蛋白質，於是他拿起計算機算一下，喔，那 60 公斤的體重就需要 60 克的蛋白質。但糟糕的是，他以為這 60 克就是指含蛋白質的食物的重量！這樣一顆蛋的重量就超過啦！我甚至被營養系的學生這樣問過，真是天公伯呀！！！

「蛋白質」重量當然不等於「蛋白質食物」的重量

這真的是一般人容易混淆的問題。一般所謂「蛋白質食物」是指豆、魚、蛋、肉類。當然，含有「蛋白質」這種營養素的還有乳製品、堅果，連我們吃的主食類及一些蔬菜都含有蛋白質，但是，我們不把這些食物歸在「蛋白質食物」。

通常「一份」蛋白質食物，如煮熟的「瘦肉」30 克，或一顆蛋 65 ～ 70 克，所含的「蛋白質」只有 7 克。因為，食物中還含有水分及其他的營養素重量。千萬不要把自己需要的「蛋白質」重量，當作要攝取的「含蛋白質食物（豆、魚、蛋、肉）」的量，這樣大家的蛋白質會吃太少呀！！所以，大家請先搞清楚，現在講的重量是在講「蛋白質」，還是「蛋白質食物」的重量？

重點來了，我們人一天要吃幾份「蛋白質食物」呢？

根據營養學的正規算法，需先以身高、體重、活動量算出個人熱量需求，接著計算三大營養素（碳水化合物、蛋白質、脂肪）的比例，再算出營養素如何分配於各類食物，最後才能得出六大類食物的份量。但是，這對於一般民眾實在太難，很多人一輩子都不知道每種食物要吃多少才正確。所以，我提供一個快速算出自己一天要吃幾份蛋白質食物的方法：蛋白質食物（豆魚蛋肉類）的需要量，就是把**自己的體重 ÷10** 就可以得到。以體重 60 公斤的人為例，豆魚肉蛋類的需要量就是 60÷10=6 份，若是每天喝一杯牛奶的人，豆魚肉蛋類的份數為（體重 ÷10）－ 1 份，若是每天喝兩杯牛奶的人，豆魚肉蛋類的份數為（體重 ÷10）－ 2 份。

延伸閱讀

一份蛋白質食物是多少？

肉、魚、蛋類 I
每份含蛋白質 7 克，脂肪 3 克以下，熱量 55 大卡

項目	食物名稱	可食部分生重 (g)	可食部分熟重 (g)
水產 （本欄精算油脂時，水產脂肪量以 1 克以下計算）	蝦米、小魚乾 ◎	10	
	蝦皮 ◎	20	
	牡蠣乾	20	
	魚脯	30	
	一般魚類	35	30
	草蝦	30	
	小卷 (鹹) ◎ ◎	35	
	花枝 ◎	40	30
	章魚 ◎ ◎	55	
	魚丸 * (不包肉，+10 克碳水化合物)	55	55
	牡蠣	65	35
	文蛤	60	
	白海參	100	
家畜	豬大里肌 （瘦豬後腿肉、瘦豬前腿肉）	35	35
	牛腱	35	
	牛肉乾 * （+5 克碳水化合物 ）	20	
	豬肉乾 * （+10 克碳水化合物 ）	25	
	火腿 * （+5 克碳水化合物）	45	
家禽	雞里肌肉 、雞胸肉	30	
	雞腿	40	

項目			
內臟	牛肚	35	
	雞胗 ◎	40	
	豬心	45	
	豬肝 ◎	30	20
	雞肝 ◎◎	40	30
	膽肝 ◎	20	
	豬腎 ◎◎	65	
	豬血 ◎◎	225	
蛋	雞蛋白	70	

肉、魚、蛋類 II
每份含蛋白質 7 克，脂肪 5 克，熱量 75 大卡

項目	食物名稱	可食部分生重 (g)	可食部分熟重 (g)
水產	虱目魚、烏魚、肉鯽、鹹鰮魚 、鮭魚	35	30
	魚肉鬆 *（+10 克碳水化合物 ）	25	
	鱈魚	50	
	虱目魚丸、花枝丸 *（+7 克碳水化合物 ）	50	
	旗魚丸、魚丸 *（包肉，+7 克碳水化合物 ）	60	
家畜	豬大排、豬小排、 豬後腿肉、 豬前腿肉、羊肉、 豬腳	35	30
	豬肉鬆 *（+5 克碳水化合物 ）、肉脯	20	
家禽	雞翅、雞排	40	
	雞爪	30	
	鴨賞	20	

項目	食物名稱		
內臟	豬舌		40
	豬肚		50
	豬小腸 ◎◎		55
	豬腦 ◎◎		60
蛋	雞蛋 ◎◎		55

每份含蛋白質 7 克，脂肪 10 克，熱量 120 卡

食物名稱	可食部分生重 (g)	可食部分熟重 (g)
秋刀魚	35	
牛肉條	40	
豬肉酥＊（+5 克碳水化合物）	20	
雞心 ◎	45	

每份含蛋白質 7 克，脂肪 10 克以上，熱量 135 大卡以上，應避免食用

項目	食物名稱	可食部分生重 (g)	可食部分熟重 (g)
家畜	豬蹄膀	40	
	梅花肉、 牛腩	45	
	豬大腸 ◎◎	100	
加工製品	香腸、蒜味香腸、五花臘肉	40	
	熱狗、五花肉	50	

（註）
＊含碳水化合物成分，熱量較其他食物為高。
◎每份膽固醇含量 50 ～ 99 毫克 。
◎◎每份膽固醇含量 ≧ 100 毫克

豆類及其製品
每份含蛋白質 7 克，脂肪 3 克，熱量 55 大卡

食物名稱	可食部分生重 (g)
黃豆（+5 克碳水化合物）	20
毛豆（+5 克碳水化合物）	50
豆皮	15
豆腐皮（濕）	30
豆腐乳	30
臭豆腐	50
豆漿	260 毫升
麵腸	40
麵丸	40
烤麩 *	35

每份含蛋白質 7 克，脂肪 5 克，熱量 75 大卡

食物名稱	可食部分生重 (g)
豆枝 (+5 克油脂 +30 克碳水化合物)	60
乾絲、百頁、百頁結	35
油豆腐	55
豆鼓	35
五香豆乾	35
小方豆乾	40
素雞 *	40
黃豆乾	70
傳統豆腐	80
嫩豆腐	140(1/2 盒)

每份含蛋白質 7 克，脂肪 10 克，熱量 120 大卡

食物名稱	可食部分生重 (g)
麵筋泡	20

* 含碳水化合物成分、熱量較其他食物為高。資料來源：行政院衛福部食品資訊網。

吃多少蛋白質的量很重要，太多則加重肝腎的負擔，太少會導致新陳代謝、免疫能力以及肌肉合成等下降。因此，請先了解一天需要吃進多少「蛋白質」，再換算成一天要吃多少「蛋白質食物」，非常重要！

2

大口吃肉真的
不健康嗎？

—

蛋白質分為動物性與植物性兩種。當我們攝取過
多動物性蛋白質的時候，除了造成身體代謝上的
負擔，還極可能有高血脂、骨質疏鬆、腎結石等
疾病。因此，我們可以善用植物性蛋白質食物，
這些食物含豐富的單元不飽和脂肪酸，可以保護
心血管，也可以獲得纖維以及植化素，幫助營養
吸收。

大口喝酒，大口吃肉健康嗎？

我家巷口開了一家燒烤店，生意超好！常常看到一群一群的年輕人在那
裡聚餐，有一天，我很好奇想看看為何生意如此好？順便也和家人進去朝
聖一下。原來那家燒烤店是吃到飽，你想吃多少肉都無限供應，大家好像
很怕吃虧，一盤接一盤地狂點，每個人一口肉、一口啤酒，外加吸一口燻
煙，真是「好不健康」啊！我在很罪惡的感覺下吃了一餐，我想接下來好
幾餐得用大量的蔬果來淨化體內了。

高蛋白！高風險！

雖然我不是素食主義者，但是，我極力鼓勵大家盡量少吃肉，多吃蔬果。如果這一餐肉多吃了一點，下一餐應該要自我調整飲食的內容來均衡一下。現在人的飲食中，高蛋白的食物實在太多，雞鴨魚肉已不只是年節時的食物，這些肉類，加上蛋、牛奶、優酪乳等，都是平時常常出現的高蛋白食物。就算蛋白質與人體的酵素作用、荷爾蒙活動、肌肉細胞代謝等息息相關，但是，如果我們吃的蛋白質過多，對身體仍是一種負擔。通常是年輕人吃太多蛋白質，而老人則是蛋白質吃不夠，容易有肌少症。

首先我們來看一下，長期大魚大肉的飲食型態會造成什麼樣的影響：

容易血脂肪過高

食物中的膽固醇在動物性的食物中，尤其是動物的內臟、卵、皮，肥肉部分也是含有相當多的三酸甘油酯。血脂肪過高的人，要少吃一點內臟、蛋、皮、肥肉。瘦的牛肉、豬肉、魚肉或家禽的肉，是比較健康的肉類。

增加骨質流失

動物性蛋白的某些胺基酸會增加鈣質從尿液流失的量，而且碳酸飲料中的磷也會造成鈣質的流失。所以，時下年輕人愛吃燒烤，不吃高鈣的綠色蔬菜，又喜歡以汽水來代替牛奶，這種飲食型態長期下去，會提早罹患骨質疏鬆。

增加腎臟負擔

蛋白質在身體裡代謝，最後會在身體中產生尿素，由腎臟排出，若吃太

多蛋白質，的確會對腎臟造成負擔。尤其是有腎臟病的人，一定要控制蛋白質的攝取量。

增加腎結石危險

若每天吃大量的肉類，會增加鈣從骨頭游離出來排入泌尿系統，而且，大量的肉類含有較高的嘌呤會代謝成尿酸，這些都是造成腎結石的危險因子。

增加癌症的風險

很多人不但愛吃燒烤，更愛吃醃製肉品，如香腸、火腿、培根等加工肉品，這些肉品在製作過程中為了保鮮、保色會加硝酸鹽，硝酸鹽有機會在人體中代謝成「亞硝酸胺」這種致癌物質。世界衛生組織（WHO）轄下國際癌症研究機構（IARC）已正式發布報告，將培根、火腿、香腸、熱狗，及煙燻或鹽醃的肉類等加工肉品列為致癌物，且是與放射性物質、黃麴毒素、戴奧辛、菸草、酒精、石綿等同屬第一類最高風險致癌物質，對人體有明確致癌性。此外，高油脂飲食與大腸癌也有相當高的關聯性。總之，少吃加工肉類及肥肉，多吃高纖維、高植化素的蔬菜，是預防大腸癌的重要飲食習慣。

其實，要吃到足量的蛋白質，我們不一定要吃很多的「動物性」蛋白食物，可以善用一些「植物性」蛋白食物，來補足吃太多動物性蛋白食物的缺點，像是豆類以及堅果類都是非常好的蛋白質來源。吃植物性蛋白的食物不但可以獲得蛋白質，更可以獲得纖維以及植化素，都是這些食物的珍寶，而且，像堅果類所含的豐富單元不飽和脂肪酸，是保護心血管疾病的寶藏。

如果是不吃素的人，我建議可以把每天要吃的蛋白質食物均分成兩類，第一類是動物性的蛋白質食物，如「瘦」肉類，如牛、羊、豬、雞、鴨、魚以及蛋、奶；第二類是來自於植物性蛋白質食物，如豆類及堅果類，像

黃豆、毛豆、黑豆及其相關的製品都是很好的蛋白質來源，也不要忽略了堅果類的蛋白質。

延伸閱讀

區分蛋白質食物

分類	種類	略估一份的量	食用時的建議
動物性蛋白質食物	奶類	**一杯** 240c.c.	優酪乳也是不錯的選擇
	蛋類	**一個**	膽固醇過高的人，一週不超過三顆蛋黃
	瘦肉類	**30 克** 約半個手掌大，厚約一公分	肉類最好去除肥肉及皮的部分
	魚肉	**30 克** 約半個手掌大，厚約一公分	大型的魚不要常常吃，魚眼窩、魚頭及魚皮應少吃。
植物性蛋白質食物	豆漿	**一杯** 240c.c.	黑豆漿更營養
	豆腐	**85 克** 一個手掌大，高約 3 公分	無特別禁忌
	乾的豆類 (如黃豆)	**20 克** 約一湯匙	建議更年期前後婦女常吃黃豆製品
	濕的豆類 (如毛豆)	**約 30 克** 約半碗	無特別禁忌
	堅果類	**30 克** 手抓起來一把	建議一天要吃一份

蔡營博士的養生小叮嚀

1. 每天吃太多動物性的高蛋白食物容易有高血脂、骨質疏鬆、腎結石等疾病，應控制動物性蛋白質食物的攝取量。
2. 一般人每天可以把蛋白質食物均分為兩類，一類來自於動物性蛋白質，另一類來自於植物性蛋白質。

吃素的朋友常擔心自己蛋白質不足，其實黃豆的蛋白質營養價值跟瘦牛肉差不多，都是優質蛋白來源。選擇黃豆、毛豆、黑豆等原態豆類食物，而非豆皮、油豆腐等豆類加工品，就能獲得足夠的蛋白質。

肉類蛋白質比豆類蛋白質更夠力？

我身邊有許多吃素的朋友，都會來問我「他們的飲食蛋白質會不會不夠」的問題。因為素食者蛋白質的主要來源是黃豆、毛豆、黑豆，很多人會說蛋白質不夠，沒有動物的肉來得「有力」，真的是這樣嗎？

黃豆跟牛肉含的蛋白質營養成分差不多！

其實黃豆的蛋白質營養價值跟瘦的牛肉差不多，都是優質蛋白的來源。

以前分析蛋白質的技術沒那麼好，似乎測不到黃豆蛋白的「甲硫胺酸」(Methione)，因此，在很古老的營養學課本裡，說黃豆的蛋白質為「不完全蛋白質」，也就是說，只吃黃豆的話，很難合成身體需要的蛋白質。

現在分析技術越來越發達後，我們發現黃豆蛋白還是有「甲硫胺酸」，只是比其他胺基酸量少一點而已。只要我們吃一點點米飯之類的穀類，就可以把這種比較低的胺基酸補回來。若用目前最常用的蛋白質評估方式(Protein Digestibility Corrected Amino Acid Score, PDCAAS) 來看，牛肉與黃豆分別的值是 0.92 及 0.91，因此，以蛋白質的營養價值來看，兩者差不多。

黃豆雖是優質蛋白質的來源，但是跟牛肉比，「鐵質」少很多。因此，吃素的朋友要記得多吃一些鐵質豐富的食物，如莧菜、黑芝麻等。

延伸閱讀

　　PDCAAS 是目前針對人體，並考慮到人體對每種蛋白質食物吸收率及每個胺基酸的「表現分數」，而 PDCAAS 的表示值是指食物中，「最低分」的「必需胺基酸」之表現分數。為什麼要比「必需胺基酸」，而且還要比「最低分」的？因為所謂的「必需胺基酸」就是身體無法自己合成的胺基酸，一定要從食物獲得，所以，比「必需胺基酸」才有意義。而且，不同食物之間互相比較，當然是派出分數最差的胺基酸來比，若最差的都比贏了，那這種食物的蛋白質肯定很優秀。

以下就是各種食物的蛋白質 PDCAAS 值

食物的種類	所含蛋白質的 PDCAAS 值
乳清蛋白	1
雞蛋白	1
酪蛋白	1
牛奶	1
大豆蛋白	1
雞肉	～ 1
鱈魚	～ 0.96
牛肉	0.92
黃豆	0.91
四季豆	0.68
花生	0.52
米飯	0.47
玉米	0.42
麥	0.42

大家可以利用以上的數值，先算出食物中蛋白質的量，再乘以 PPCAAS 的數值。舉一個例子來說，黃豆的 PDCAAS 值為 0.91，假使喝市售的豆漿，依營養標示，每 100 毫升 (ml) 含蛋白質 3.6 克，那麼假如喝 300 ml，我們實際所食用有效的蛋白質應為 9.8 克 (=3×3.6×0.91)，而非 10.8 克 (=3×3.6)。

特別值得一提的是，兩種 PDCAAS 值不佳的食物，經混合食用後產生互補作用，可變為一種 PDCAAS 極佳的食物。例如穀物 (如米飯、糙米、全麥麵包等)，因缺乏離胺酸，PDCAAS 值只有 0.4 ～ 0.5，但含有較多甲硫胺酸；而白豆 (white bean)，因缺乏甲硫胺酸，PDCAAS 值只有 0.6 ～ 0.7，但含豐富離胺酸。若將穀物與白豆混合，則可得 PDCAAS 值接近為 1.0 之食物。

1. 吃素的人主要的蛋白質來源是黃豆，現在已被證明是優質蛋白了，所以，不需要太擔心。

2. 素食者的蛋白質來源，建議從黃豆、毛豆、黑豆本身，而不是從豆類加工品中攝取。

4
基改食品
會致癌嗎？

—

吃基改食品會得癌症嗎？大家聽到這樣的話一定很擔心，到底吃基改食品會不會有事？在目前的研究還無法取得定論前，我建議大家購買基因改造食品時仔細看清楚標示，選擇自己信任的產品。

基改食品讓現代人生病？

「基因改造」的食品是大家心中的謎。我也有很多朋友聞「基改」而色變，紛紛來問我：「到底吃基改的食物會不會得癌症？會不會過敏？會不會生病？」甚至希望我可以去跟廠商抗議，怎麼可以用基改的黃豆來做豆漿！

到底吃基改食品會不會有事？目前的科學研究怎麼說？

要不要吃基改食品，由自己決定！

我必須跟大家承認，關於大家的疑惑，在目前看到的研究文獻裡，正反兩派仍爭論不休。有的研究說不會有事，有的說可能會引起過敏，有的怕腸道中細菌利用轉殖基因的片段，變種成不可預期的菌種等等。

在科學研究還無法確定基改食物絕對安全前，我認為民眾有權利知道自己吃下去的食物是否經過基改。至於要不要吃基改食品，大家可以自己決定。

延伸閱讀

民國 104 年 7 月 1 日起，基因改造食品標示的規定簡述如下：

1. 現行包裝食品擴大至食品添加物及散裝食品。
2. 非基因改造食品原料，只要非有意摻入基因改造食品原料超過 3%，即視為基因改造食品原料，須標示「基因改造」等字樣，較現行 5% 規定更嚴格。
3. 直接使用基因改造食品原料，於終產品已不含轉殖基因片段或轉殖蛋白質之高層次加工品（如黃豆油、醬油、玉米糖漿等），由得免標示調整至應標示下列之一：
   (1)「基因改造」、「含基因改造」或「使用基因改造○○」。
   (2)「本產品為基因改造○○加工製成，但已不含基因改造成分」或「本產品加工原料中有基因改造○○，但已不含有基因改造成分」。

(3) 「本產品不含基因改造成分，但為基因改造○○加工製成」或「本產品不含基因改造成分，但加工原料中有基因改造○○」。

(4) 規範欲標示「非基因改造」或「不是基因改造」字樣之食品原料，在國際上須有已審核通過可種植或做為食品原料使用之相對基因改造食品原料，始得標示；並得依非故意攙雜率標示「符合○○（國家）標準（或等同意義字樣）」或以實際之非故意攙雜率標示。

P.S.：法規會隨時間更新，以政府公布為主。

映蓉博士的健康小叮嚀

常見的基因改造食品，如黃豆、豆漿、豆腐、醬油、玉米、玉米點心脆片、玉米糖漿、棉籽油、芥花油等，大家在購買這些產品時，請好好看清楚標示，選擇自己信任的產品。

5

蛋是優良蛋白質來源,同時也含有人體運作的重要成分——膽固醇。不過家族遺傳膽固醇代謝力差的人,請記得:蛋再好,也得依照健康狀況與需求攝取。以免膽固醇飆高,長期下來還可能形成脂肪肝!

膽固醇攝取無上限?多吃蛋對身體好?

2015 美國《飲食指南》(2015 Dietary Guidelines) 取消了膽固醇攝取量每天 300 毫克的上限,因此有媒體反應說這是把膽固醇「除罪化」,不再限制民眾攝取膽固醇。因此,就有人來問我,那請問蛋一天可以吃幾顆?

膽固醇代謝力差的人，蛋吃多反而不健康！

一天可以吃幾顆蛋？這還是要看個人狀況，若家族中從媽媽、姊姊到自己都膽固醇高，那還是克制一下吧！

每個細胞都含有膽固醇，它不但是細胞膜不可或缺的組成，也是我們體內的固醇類荷爾蒙（如男性、女性荷爾蒙等）、膽酸及部分維生素 D 的合成原料；因此，我們不能沒有膽固醇。每個細胞都有自行合成膽固醇的能力，因此，就算沒有從食物中取得膽固醇也沒關係。因為膽固醇只存在於動物性食物，所以素食者不會因為沒有攝取含膽固醇的食物而影響健康。

以前我們都建議民眾一天不要攝取膽固醇超過 300 毫克，然而，這次美國飲食指南取消膽固醇攝取量每天 300 毫克的上限，主要是因為一般民眾血液膽固醇濃度的變化，與由日常食物中攝取的膽固醇沒有直接關聯。當攝取膽固醇時，我們的身體會減少合成量，只要膽固醇的攝取量不多於身體可以調節的合成量時，血液膽固醇不會明顯提高。但是，這種「調節能力」只針對「健康的人」。

說真的，健康的人一天吃 3 ～ 5 顆蛋，膽固醇都不會過高。但注意！並非所有人對攝取膽固醇的調節反應都很好，身體對膽固醇的合成量及代謝能力因人而異，尤其有些人可能因年齡增加而調節能力變差，或從飲食吸收的膽固醇量超過每天之合成量時，身體就會一直處於「高膽固醇」狀態。

所以，一天要吃幾顆蛋，因人而異，不要因為有「解禁」的訊息，沒評估自己的狀況就狂吃。若你很幸運，沒有膽固醇高的問題，蛋的確是很好的蛋白質來源。

延伸閱讀

不只心血管疾病，膽固醇和脂肪肝大有關係！

臺大醫學院生化暨分生所呂紹俊副教授在 ILSI Taiwan 專欄發表的文章指出：「對於膽固醇的考量，一直都是以血液膽固醇濃度以及心血管疾病為主。但是最近的研究顯示，膽固醇攝取過多是造成非酒精性脂肪肝炎的重要因素。一般的非酒精性脂肪肝被認為是良性的，但是有約 2 到 3 成的非酒精性脂肪肝會進展成脂肪肝炎，進而轉變成肝纖維化、肝硬化，甚至是肝細胞癌 (hepatocellular carcinoma)。

根據美國的 NHANES I-NHEFS 世代研究的分析發現，肝硬化或是肝細胞癌的發生與膽固醇攝取量有明顯的相關性，但與血清膽固醇濃度沒有相關性。這些結果顯示，一般民眾的膽固醇攝取雖然對血液膽固醇濃度不見得有明顯的影響，但是可能對肝臟有潛在的危害，這是《飲食指南》沒有反映的層面。」

因此，我對膽固醇解禁還是採取保留態度。建議大家，即使抽血時沒發現吃太多膽固醇而造成血液中膽固醇升高，但是，要注意有沒有脂肪肝的情形。

蛋是很好的蛋白質來源，若沒有高膽固醇血症的家族遺傳，一天吃一兩顆絕對沒問題。但是，如果有高膽固醇血症的家族遺傳，建議還是一週三顆比較好。

擔心吃大型魚會吃進重金屬成分嗎？其實吃小型魚及貝類就可以得到充足的營養了。而且每種魚貝類的營養強項不一樣，建議均衡攝取才能得到各種好處。特別提醒有痛風的人少吃白帶魚，而膽固醇高或膽固醇代謝力差的人，不要吃太多的花枝。

⑦ 吃大型魚會吃進重金屬成分？

大家都知道深海魚含有豐富的 EPA 及 DHA，所以，要補充這些 ω-3 脂肪酸的時候，就想到可以多吃鮭魚、鮪魚等海鮮。但是，大家又很擔心這些大型魚比較容易堆積重金屬，那該怎麼辦呢？

小型魚、貝類營養都很夠，不吃大型魚也沒關係！

　　仔細比較一些海鮮的營養成分，會發現有些小型魚類的 EPA 及 DHA 並不會少於大型的魚類。基本上，海鮮除了可以提供蛋白質外，不同的海鮮可以提供不同的營養素，所以，不一定要吃大型魚類喔！

　　比如說，想得到 EPA 和 DHA 來抗發炎、幫助腦神經細胞膜的合成等功效，我推薦大家可以多吃鯖魚或是秋刀魚。

　　一些魚貝類是我們得到鈣、鐵這些礦物質很好的來源。一般紅肉鐵的量很高，但是含鈣量非常低，大家若同時要得到鈣和鐵的補充，推薦吃蛤蜊。蛤蜊除了含鐵很豐富以外，維生素 B_{12} 的含量也很高，對於貧血的人而言，蛤蜊是非常好的食物，而且，牠的膽固醇不高，大家應該常用來入菜。

　　若要得到增加免疫能力及增加傷口癒合能力的鋅，我推薦大家吃的海鮮就是蚵仔 (牡蠣)。一般人都以為蚵仔膽固醇很高，真的是誤會了，其實牠的膽固醇和一般魚類差不多。

延伸閱讀

常吃的 6 種魚貝類，各種營養素比較表

	維生素 B$_{12}$	鈣	鐵	鋅	EPA	DHA	膽固醇	普林
鯖魚					最高	最高		
秋刀魚								
花枝							最高	
白帶魚								最高
文蛤	最高	最高	最高					
牡蠣				最高				

每種魚貝類的營養強項不一樣，因此建議選魚貝類時不要只吃一種，食物多樣化才能得到各種好處。只是有痛風的人一定要少吃白帶魚，因為牠的普林值是魚貝類裡面最高的。而膽固醇高或膽固醇代謝力差的人，不要吃太多的花枝。

一

喝優酪乳的好處多多，因為製作過程的緣故把蛋白質分
子變小了，腸胃更容易吸收，而乳酸菌也能夠幫助吸收
更多鈣質。優酪乳的乳糖含量比牛奶少很多，對於喝牛
奶會拉肚子的人，喝優酪乳一樣可以攝取營養。但對於
有尿酸和痛風的人來說，身體在代謝優酪乳時產生的尿
酸，反而會提高痛風發生的機率，雖然有研究發現，喝
低脂優酪乳會減輕痛風症狀，但是，我偏向保守，我認
為處於急性痛風發作期時，暫時不喝比較好。

優酪乳真的比較「優」？

記得自己小時候，對於優酪乳或優格這種發酵的奶類非常排斥，覺得怎
麼會有人吃這種「臭酸」的東西？但慢慢地這種食物在日常生活中越來越
普遍，廣告也越來越多；後來發現，這種乳品越做越好吃，甜甜濃濃的滋
味，比我小時候的印象好太多了。也越來越多老人家問我：「我便祕，是
不是喝優酪乳有用？」「喝優酪乳是不是比喝牛奶好？」

其實答案不是每一個人都一樣，因為，我還要問：「你有沒有痛風？血糖高不高？」我也會目測一下長輩的體型，更進一步詢問：「你喝的優酪乳會不會很甜？」

優酪乳「優」在哪兒？

關於優酪乳的問題越來越多，而且一講到優酪乳就會想到乳酸菌。所謂「優酪乳」就是以鮮奶或生奶做為基質，放入乳酸菌進行發酵，而這些菌類會利用牛乳中的糖類做為原料，代謝後產生乳酸，這也是為何我們喝到的優酪乳會酸酸的原因。通常為了讓發酵的過程更快或是口感較好，很多優酪乳在製作過程中會加入額外的糖。因此，市面上很多小小一瓶優酪乳含糖量約有 5 ～ 8 顆的方糖，這也是為何想要減重或是血糖偏高的人選擇優酪乳時要特別小心，千萬不要為了得到益生菌的好處而攝取太多的糖類及熱量。現在有無糖的優酪乳，是很好的選擇。

此外，市面上還有一種稀釋過的發酵乳飲料，在我看來是比較不健康的，因為這種飲料是把傳統的黏稠狀發酵乳加入糖水稀釋，這樣一來，優酪乳所提供的活菌數、鈣質、蛋白質都相對減少，含糖量及熱量反而提高，應加以節制飲用。

優酪乳不是人人適合

飲用優酪乳還要特別注意的是，如果本身有尿酸過高或痛風的問題，平時就不宜用優酪乳來補充鈣質，因為，乳酸菌本身含有太多的 DNA，這種

遺傳物質在身體代謝後會產生很多普林，而普林會在肝臟轉變成尿酸，當尿酸過多無法排出時，會堆積在關節造成疼痛。所以，尿酸過高的人並不適合喝太多優酪乳，其他含乳酸菌或酵母菌的保健食品也要有所控制。雖然最近研究發現，喝低脂優酪乳會減輕痛風症狀，但是，我偏向保守，我認為處於急性痛風發作期時，暫時不喝比較好。痛風患者如果要補充鈣質，直接喝牛乳即可；若是想要保健腸道，可以試著補充一些含寡醣的蔬果或是保健食品，讓腸道自身的有益菌靠寡醣的補充長多一點。

其實，優酪乳除了熱量及含普林量比較高以外，不可否認優酪乳的確有許多優於牛奶的優點：

優酪乳含的乳糖較低，適合乳糖不耐症者飲用

優酪乳在發酵過程中，有一大部分的乳糖用來代謝成為乳酸了，因此很多較年長的人有「乳糖不耐症」，喝牛奶會拉肚子，但是改喝優酪乳就沒事了。

優酪乳含較低的球蛋白，比較不會引起過敏

優酪乳在發酵過程中，會把牛奶中主要引發過敏的球蛋白分解成比較小的分子，因此，喝優酪乳比喝牛奶不容易過敏。此外，優酪乳的蛋白質因發酵以後變得較細，比較容易吸收。

鈣質的吸收率優於牛乳

攝取乳酸菌時，腸道因乳酸菌代謝時會產生許多有機酸，使腸道的酸鹼值變低，有利於鈣質的吸收，因此，優酪乳不但含鈣量高，鈣的吸收率也佳。

含有牛奶沒有的益生菌

大家喝優酪乳的主要目的應是補充益生菌，讓腸道的菌相變好，使好菌的數量變多進而打擊壞菌。一旦腸道菌相變好等於腸道的年齡變年輕了，能預防大腸癌、降低膽固醇、增加免疫能力等等。

至於，到底是喝優酪乳好？還是牛奶好？其實答案沒有一定，我們應評估喝優酪乳的目的，以及依照自己的健康狀況來選擇適合的產品。如果只是為了要補充鈣質和蛋白質，不需要喝熱量比較高的優酪乳，尤其尿酸過高的人，就算優酪乳再好，也不能常常飲用。

延伸閱讀

你買的優酪乳益生菌是活的嗎？

目前市面上優酪乳產品琳琅滿目，如何證明自己買的優酪乳所含的益生菌是活的？

只要將一兩匙購買的優酪乳倒入鮮乳中後放於冰箱，如果第二天鮮奶也結成優酪乳，那表示所購買的產品含有活菌。但是就算證明含有活菌，也不見得能保證這種菌株具有保健功效，因此，目前最保險的方式還是購買有信譽的廠商出品的優酪乳，以及有健康食品認證的產品，而且，購買前一定要看清楚出廠日期及保存期限，越新鮮的優酪乳，益生菌的活力越好。相對來說，市面上一些可常溫保存的「保久發酵乳」，比較不具保健功效，因為殺菌過程中把益生菌都殺死了。我個人比較不推薦。

乳酸菌產品與牛奶的營養分析

	凝態優格	黏稠狀優酪乳	稀釋的發酵乳	益生菌保健食品	鮮乳
製程概述	生乳發酵額外加奶粉	生乳發酵	生乳發酵後加糖水稀釋	菌種乾燥	生乳殺菌
所含活菌數	至少每 c.c. 需含一千萬個活菌數	至少每 c.c. 需含一千萬個活菌數	至少每 c.c. 需含一百萬個活菌數	含 50X10^6 ～ 1X10^{9}CFU 不等	極少
主要提供的營養	**主要提供** 1. 鈣質 2. 蛋白質 3. 益生菌	**主要提供** 1. 鈣質 2. 蛋白質 3. 益生菌	**主要提供** 1. 熱量 **少量提供** 1. 鈣質 2. 蛋白質 3. 益生菌	**主要提供** 1. 益生菌	**主要提供** 1. 鈣質 2. 蛋白質
注意事項	尿酸高者，應適量攝取血糖高者應選無糖產品	尿酸高者，應適量攝取血糖高者應選無糖產品	沒有太多保健功效,血糖高者或要減重者應少飲用	尿酸高者應注意攝取量	乳糖不耐症者應少飲用

1. 高尿酸、高血糖、減重的人，都不適合喝優酪乳。一般成人建議選用低糖或無糖的優酪乳。
2. 自製優酪乳很容易有雜菌的污染，建議選用有信譽的廠商出品的優酪乳。
3. 有乳糖不耐症的人可以用優酪乳來代替牛乳。

8

每種起司
含鈣量都很高？

—

起司種類很多，通常比較硬的起司，鈣質含量比較高。吃起司除了獲取鈣質之外，也可以獲得豐富的蛋白質。而且起司在製作過程中，乳糖含量變很低，對乳糖不耐症的人來說更是一大福音。不過也有些人不太適合吃起司，像是高血壓患者或慢性腎病患者，需要服用憂鬱症藥物的人，要注意用藥和吃起司的時間要有間隔。

⑦ 起司挑硬的吃好？還是軟的？

現在一般人對起司 (cheese) 的接受度越來越高，走進比較高檔的超市，發現還有起司專櫃，擺設的種類之多，令我眼花撩亂，不知道該從何選起？要硬一點的好？還是軟一點的好？會不會有營養上的不同呢？看來選起司還需要有一點點小學問呢！

吃起司好處多多

　　在所有的乳製品中，起司算是營養密度很高的產品，如果不排斥起司特殊的風味，小朋友或老年人可以多吃一點起司來補充營養。至於要如何選擇營養的起司？了解它的製作過程就會知道如何選擇了。

　　先不要管市面上有哪幾種起司，各種起司的製程又有何不同？讓我們來了解起司有哪些優點：

起司的蛋白質容易消化

　　大部分的人都知道起司就是牛奶或羊奶中的蛋白質產物，但是，起司所提供的蛋白質質地和牛奶不一樣喔！因為牛奶中有一些鬆散不穩定的酪蛋白（如 α-casein、β-casein），而這些酪蛋白不溶於水，要靠一種叫做卡巴酪蛋白（κ-casein）的蛋白質把它們包起來，形成穩定而懸浮的顆粒；但是卡巴酪蛋白的雙硫鍵較多，我們人體比較無法消化吸收，所以，要消化牛奶的蛋白質要先消化卡巴酪蛋白。而在製作起司時，會加入一種凝集酵素，這種酵素會先分解卡巴酪蛋白，留下比較好消化吸收的 α-酪蛋白、β-酪蛋白，所以，起司不但蛋白質含量豐富，還是很容易被吸收的蛋白質，適合老人或小孩食用。

起司的鈣質含量豐富

　　為什麼起司會結塊？主要是凝集作用把奶中的鈣質做成了架橋，而且把酪蛋白集合起來形成結塊。各種起司會因為製作的方式不同，而導致硬度及含鈣量不同：有些起司是用凝集酵素製作的，這種起司硬度比較

硬，如瑞士起司（swiss cheese）、切達起司 (cheddar cheese)、磚形起司塊 (brick cheese)，這種起司含鈣量比較高，如 100 克的切達起司含 721 毫克的鈣。另一種比較軟的起司，是用乳酸做為凝集劑，如卡特基乳酪 (cottage cheese)、瑞可達起司 (ricotta cheese) 等，這種起司含鈣量比較低，如 100 克的卡特基乳酪含鈣量大約只有 60 毫克，這種鈣質的含量其實比同重量的牛奶或羊奶，甚是比黑芝麻的含量還要低。所以，如果你吃起司的目的是為了要補充比牛奶高的鈣質，那最好選硬一點的起司。

起司不會引起乳糖不耐症

有些人一喝牛奶就會拉肚子或肚子痛，這是因為我們人體無法消化牛奶中的乳糖所引起的。然而在起司的製作過程中，大部分的乳糖都和乳清一起流出，只有非常少部分的乳糖留在起司中。鮮奶中的乳糖有 4.6％，而起司中的乳糖只有 0.64％。因此，想要補充鈣質、但又怕喝牛奶會拉肚子的人，可以用起司來代替牛奶。

食用起司要注意

雖然起司有很多優點，那起司有什麼缺點嗎？食用時又有什麼事要特別注意的呢？

有些人吃起司會偏頭痛

一般人吃起司都沒有問題，但是有一些人對於起司中存在的乾酪素 (tyramine) 非常敏感，一般人肝臟中都有可以代謝乾酪素的酵素 (monoamine oxidase)，但是，有些人天生這種酵素活性不足，或是剛好吃到抑制這種酵素活性的藥物，如果這時又吃了起司，血液中的乾酪素就會引起偏頭痛。因此，有偏頭痛的人應該注意是否因為吃起司引起偏頭痛，如果是，那就要避免吃起司，尤其是比較硬的起司。其他如醃製的、發酵的食物也應該

少吃。

高血壓患者、慢性腎病患者應少吃

有些起司吃起來實在很鹹，高血壓病患應少吃含鹽量高的起司。此外，起司是高蛋白的食物，若是慢性腎病的患者必須限制蛋白質的攝取量，此時，也不能吃太多的起司，以免加重腎臟的負擔。

抗憂鬱症藥物不能與起司同時吃

有一些抗憂鬱症的藥物會抑制肝臟中可以代謝乾酪素的酵素活性，如果吃抗憂鬱症的藥物同時又吃起司，會讓血液中乾酪素增加而引起血壓升高，所以，服用抗憂鬱症藥後至少三個小時再吃起司比較安全。

有時不同的烹飪目的會選用不同的起司

通常用比較軟質沒有經成熟的起司來做西式糕點，像奶油起司（cream cheese）、馬斯卡邦起司（mascarpone cheese）、瑞可達起司等；而焗烤用的起司，多半是質地較硬的，如高達起司 (gouda cheese)、切達起司、艾登起司（edam cheese）及水牛起司 (mozzarella cheese) 等。初步了解關於起司的知識以後，下次走進超市才不會又是一陣眼花撩亂，不知從何選起。

延伸閱讀

1. 起司是提供蛋白質及鈣質很好的食物，通常質地越硬的起司含鈣量越高。
2. 有高血壓或腎臟病的人，不可以吃太多起司。
3. 服用抗憂鬱症藥物時，不可以同時吃起司，可能會引起血壓升高。
4. 有些人的偏頭痛是因為吃起司引起的，應該避免吃起司或醃製的加工食品。

常見起司的比較

種類	熱量 Kcal/100g	脂肪 g/100g	蛋白質 g/100g	鈣質 mg/100g	常見用途
帕馬森起司 （parmesan cheese）	431	28.6	38.5	1109	直接撒在沙拉或 烤好的 pizza 上
瑞士起司 (Swiss cheese)	380	27.8	26.9	791	夾麵包、焗烤
艾登起司 （edam cheese）	357	27.8	25	731	起司餅乾、焗烤、 夾麵包及餅乾
切達起司 (cheddar cheese)	403	33.1	24.9	721	焗烤、糕點
高達起司 (gouda cheese)	356	27.4	24.9	700	配美酒、夾在三明治
片狀美國起司 (American cheese)	180	7	24.6	684	夾在三明治、 放在蛋餅中
磚形乳酪塊 (brick cheese)	371	29.7	23.2	674	夾在三明治、開胃菜
藍紋乳酪 (blue cheese)	353	28.7	21.4	528	義大利麵醬、沙拉醬
水牛起司 (mozzarella cheese)	300	22.4	22.2	505	直接吃、 pizza、焗烤
瑞可達起司 (ricotta cheese)	174	13	11.3	207	夾餅乾、番茄沙拉、 起司蛋糕
奶油起司 (cream cheese)	342	34.2	2.9	98	做沙拉醬、貝果塗醬、 起司蛋糕
卡特基乳酪 （低脂） (cottage cheese,2% fat)	86	2.5	11.8	91	夾餅乾、番茄沙拉、 起司蛋糕

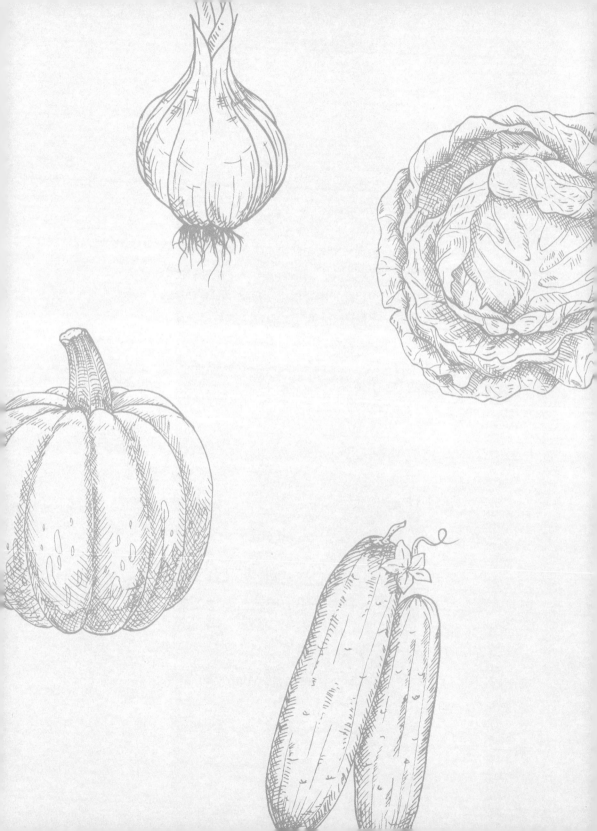

1

多吃蔬果就會得到
足夠的纖維嗎？

—

當我們習慣把果菜汁中的果渣過濾掉的時候，其
實也流失了蔬果中很棒的營養素——纖維和植化
素。纖維可以維持腸道健康、預防癌症發生和心
血管疾病及膽結石，還可以幫助我們控制血糖。
富含纖維的食物，比較不容易被消化，所以也比
較有飽足感、不容易餓，可以幫助想要控制體重
的人抑制食慾。

無渣果汁比較健康？

　　有一天，隔壁的婆婆跟我媽媽炫耀她製作「精緻」蔬果汁的技術，方法
就是水果一定去皮、去籽，蔬菜一定去梗留葉，放入果汁機打完後，還細
心的用紗布過濾，每天奉上一杯充滿愛心的「精緻無渣蔬果汁」給她丈夫。
我聽了真是哭笑不得，那婆婆的愛真偉大，我學不來，也不想學，也請媽
媽不要效法，因為那位婆婆可是把蔬果最好的部分都丟掉囉！

濾渣 = 濾掉健康

不止那位婆婆，很多人吃蔬果的方法及觀念其實是不對的，就像有人很愛吃柳丁，但是，只是把汁吸一吸；更多人認為蔬果吃不夠，去超市買一罐蔬果汁喝喝就好了。像這種錯誤的吃法，獲得的多是蔬果的糖分、維生素及礦物質，然而蔬果的「纖維」及「植化素」大多攝取不到。但是纖維及植化素對我們身體的保健功效絕對不能忽視！ 若吃蔬果的方法不對，吃再多也沒辦法得到蔬果全部的好處。

建議大家每天攝食的總纖維量需達 20 ～ 35 公克。但老實說，就算我們每天很努力吃蔬果，要達到這個量並不容易。我們要把吃的主食也一起改成富含纖維的食物，會比較容易達到。現在就讓我們來看一下纖維的功能：

維持腸道健康
大家都知道便祕的時候多吃一些膳食纖維能夠促進腸道蠕動，減少糞便在腸道停留的時間，而有一些水溶性的膳食纖維還能增加糞便含水量，軟化糞便使其容易排出。如果長期便祕，排便時腸道壓力變大，很容易讓大腸肌肉外凸形成憩室，若有食物卡在憩室中發炎了，便會變成憩室炎。因此，要多吃一些纖維，以減少腸道壓力，而有些膳食纖維能部分被腸道有益菌分解做為有益菌的食物，增加腸道中有益菌的數量，維持腸道健康。

預防癌症發生
目前已經有許多研究證實，如果飲食為低脂高纖維的型態，能有效降低

大腸直腸癌的發生。可能是因為纖維素能減少致癌物在腸道停留的時間，能負起清掃腸道的工作。也有研究發現，低脂高纖維的飲食型態也能降低乳癌的發生。總之，飲食不要太精緻化有助於防癌。

預防心血管疾病及膽結石

腸道中如果有足量的纖維，就能減少膽固醇被吸收，尤其是水溶性的纖維，如燕麥纖維及洋車前子的纖維，降低血中膽固醇的效果相當顯著；如果血中膽固醇下降，就能降低心血管疾病的發生。統計顯示，每增加 10 公克的膳食纖維攝取，可以減少 30％的心血管疾病發生率。此外，減少膽固醇被吸收，也能降低膽結石的風險。

控制血糖的水平

膳食纖維也是控制血糖的好幫手，血糖過高的人或是第二型糖尿病患者，更不要忘記多攝取膳食纖維。美國糖尿病學會建議糖尿病患者，每攝取 1000 大卡的熱量，就應該攝取 14 克的膳食纖維。

維持體重

食物若含豐富的纖維，在消化道內就不容易被消化，所以會延長留在胃部的時間；此外，也有些纖維遇到水會膨脹，使胃部具有飽足感，能降低食慾，對體重控制很有幫助。

以上是纖維整體上的好處，然而，不同的膳食纖維或功能性纖維提供的保健功效也不見得完全一樣，讓我們藉由延伸閱讀的營養解析一探究竟。

延伸閱讀

植物性膳食纖維及功能性纖維營養分析

纖維這種物質，之前營養學家並不把它歸類成營養素，也不重視它。後來才發現吃無渣的人，反而容易得大腸癌、大腸憩室炎，血糖容易偏高等等，原來在植物性食物中，我們無法消化的成分其實是寶物，也就是所謂的「膳食纖維」(dietary fiber)。近來有許多以人工合成或生物科技方式萃取的不消化性多醣或寡醣，我們稱之為「功能性纖維」(functional fiber)，通常是外加於食物中來為健康加分。

	種類	來源	有效成分	保健功效
植物性膳食纖維	非水溶性纖維（Insoluble fiber）：植物中無法溶於水，且不容易被大腸中的細菌分解的纖維	小麥麩、米糠、玉米穀皮、全穀類、核果類、豆類、黃豆、亞麻、竹筍、蔬菜硬質的部分等	纖維素、半纖維素、木質素	能維持健康的消化道機能、預防便祕及憩室症，降低大腸直腸癌的發生率
	水溶性纖維（soluble fiber）：植物中溶於水或遇到水會膨脹，且會被大腸中的細菌分解的纖維	燕麥（含豐富聚葡萄糖）、大麥、裸麥、洋車前子種籽、豆類、蘋果肉、柑橘果肉、木耳、愛玉、海藻、寒天等	果膠、洋菜膠、阿拉伯膠、關華豆膠	· 增加糞便含水量以防便祕 · 能降低血中膽固醇濃度 · 降低心血管疾病發生率 · 降低膽結石發生率 · 控制血糖波動
功能性纖維	益菌生纖維（prebiotics）：人體無法分解多醣或寡醣，但它們卻是腸道益生菌的優良食物	洋蔥、大蒜、韭菜、牛蒡、菊苣根（chicory root）等，這一類功能性纖維常被用於保健食品	菊糖、果寡醣、半乳糖寡醣、聚糊精	幫助益菌生長，維持腸道健康，能促進鈣質吸收

功能性纖維	幾丁質 (chitin)：構造與植物纖維素非常類似，不溶於水，而且無法被人體吸收利用	蝦蟹等甲殼類動物或昆蟲的外骨骼	N- 乙醯葡萄糖胺	保健功效以幾丁聚醣為主
	幾丁聚醣 (chitosan)：是幾丁質的分解產物，又稱「甲殼素」，水溶性高，但是不被人體消化吸收	工業上利用蝦蟹等甲殼類動物或昆蟲的外骨骼以劇烈的酸鹼加熱，將乙醯基水解去除，也將大分子分解成各種大小的分子	幾丁聚醣、幾丁寡醣、葡萄糖胺	與油脂結合，減少油脂及膽固醇吸收，並抑制癌症細胞、增強免疫能力，改善消化系統

映蓉博士的健康小叮嚀

1. 如果有額外攝取膳食纖維或功能性纖維一定要喝大量的水，否則太多的纖維在腸道中反而會造成便祕的現象。

2. 若要增加纖維的攝取，纖維量應漸漸增加，突然給予大量纖維腸道會有脹氣或不適的現象。

3. 纖維不能和礦物質 (如鐵劑) 一起補充，因纖維會降低礦物質的吸收。

吃全素可能會有一些問題，例如：反式脂肪酸攝取過量和胺基酸不均衡，也可能缺乏 ω-3 必需脂肪酸、維生素 B_{12}、鈣質、維生素 D、鐵及鋅。吃素的人更要注意食物來源，最好取自天然的食材，攝取過多的加工素食食品，反而扭曲了吃素的美意。無論是素食或葷食，只要攝取足夠的營養，並適合自己的需要，就能達到健康飲食的目標。

吃素＝天然＝健康？

　　我周圍有越來越多朋友吃素，不管是因為宗教、健康或是環保因素，似乎漸漸有一股植物性飲食的風潮吹起。雖然我自己不是素食者，但是，我還滿喜歡吃素食的，有時候也會跑去素食餐廳享受一下。但話說回來，有些素食餐廳的菜實在讓我不敢恭維，用了太多加工的食材，如素肉、素雞、素鴨、素火腿、素魚丸等，在我看來不但有些「矯情」，也不是很健康。那麼到底要吃怎樣的「素」，才能達到天然又健康的效果呢？

多蔬食、多健康！

其實吃素很不錯的，但是很多素食的朋友其實吃得不夠健康，因為，素食有很多飲食的陷阱，如果沒有注意這些問題，長期下來健康容易出問題。幸好，只要知道素食的飲食如何搭配，吃素也可以吃得非常健康。既然要「素食」，我寧可選擇蔬食的火鍋，有一堆蔬菜、根莖類、菇類，再配上十穀飯、堅果豆漿的甜點及一些水果，反而能吃到真正的蔬菜營養，口味也會比較清爽。

吃進太多反式脂肪酸

我認識有些吃素的朋友膽固醇還滿高的，很納悶的是魚肉都已經不吃了，怎麼膽固醇還會高？除了體質有影響外，這些朋友吃了不少「加工的素料」，或是吃了不好的糕餅類。其實很多素料都是油炸的，如豆皮、麵筋、烤麩⋯⋯因為吃素的人不能吃豬油或牛油，很多商家會用「植物性奶油」來炸這些素料。雖然「植物性奶油」成本不高，油脂的穩定性又很好，但是這種植物性奶油就是由食物油氫化而來的，在氫化過程中會產生所謂的「反式脂肪酸」，這種脂肪酸對心血管會有很不好的影響。偏偏很多素料都是散賣的，我們無法在包裝上看到含多少反式脂肪酸，還有很多素火腿、素肉等，為了口感上的提升，也會放一些「植物性奶油」。反式脂肪酸還可能隱藏在糕餅及零食裡，尤其是一些酥皮類的麵包中，如：可頌、芋頭酥等，因為這些多層次的酥皮用植物性奶油做起來的口感最好，而且製作過程中最不黏手，所以，有油酥餅皮的糕餅及麵包最好不要常吃。

胺基酸不均衡

以前的觀念都認為，一般動物性蛋白質所含的必需胺基酸比較完整，而植物性食物則比較缺乏某種胺基酸。幸好現在已經證實，黃豆蛋白其實是一種優質蛋白，吃素的人只要注意黃豆、毛豆、黑豆這三種豆類的攝取，基本上，蛋白質不會缺乏。但是要注意，不要只吃飯配蔬菜，這樣還是會缺乏蛋白質喔！

ω-3 必需脂肪酸缺乏

ω-3 脂肪酸中最有名的就是 EPA（二十碳五烯酸，eicosapentaenoic acid）和 DHA（二十二碳六烯酸，docosahexaenoic acid），有研究發現，如果提高 EPA 的攝取，可以預防心血管疾病、降低體內發炎反應，而 DHA 則是對腦部及視力都有很大的幫助。一般而言，EPA 及 DHA 最好的來源就是魚油，通常會建議非素食者能每週至少吃兩次富含油脂的魚類，如鮭魚、沙丁魚、鯖魚、鯡魚等。但是吃素的人無法吃魚，因此有缺乏 EPA 及 DHA 的風險。

不過像我們飲食中的亞麻仁籽、奇亞籽、芥花油、核桃等含有 α-次亞麻油酸 (ALA)，這種必需脂肪酸可以轉換成 EPA 及 DHA，只是轉換率並不高。研究發現，飲食中的 α-次亞麻油酸 8% ～ 20% 可轉化為 EPA；α-次亞麻油酸轉化為 DHA 的轉換率更低，只有 0.5% ～ 9%。

缺乏維生素 B_{12}

維生素 B_{12} 在人體的造血功能及神經系統上扮演重要的角色，如果長期缺乏維生素 B_{12}，人體會有「惡性貧血」及神經病變，如感覺有刺痛、麻痺，甚至有的人會有腦部方面的神經障礙，如無法專注、記憶力喪失甚至有失智的現象。

我們的飲食中，維生素 B_{12} 只來自於動物性食品，吃蛋奶素的人則不用

太擔心，但若是吃全素的人就要特別注意了！全植物性的食物無法提供維生素 B$_{12}$，我們肝臟中儲存的維生素 B$_{12}$ 可能會在幾年後耗盡。

鈣質及維生素 D 缺乏

吃素的人鈣質的缺乏比較不是問題，因為像傳統板豆腐、小豆乾、芝麻、莧菜、芥藍等都是很好的鈣質來源，比較要擔心的反而是維生素 D 的缺乏，因為鈣質要被身體吸收一定要維生素 D 的幫忙。一般而言，很多含油脂量高的魚類，如沙丁魚及鮭魚都富含維生素 D，蛋黃、奶油、肝臟也含有維生素 D，但是這些食品素食者都不能吃。還好，我們身體所需要的維生素 D 大部分可藉由日曬來合成，所以，素食者應選擇白天到陽光下曬一下，在溫和的陽光下曬 15 分鐘即可，但記得不要使用防曬係數超過 8 的防曬油，才不會讓效果大打折扣。

鐵質的缺乏

我們平常所吃的紅肉裡面含的鐵質，是人體吸收率最好的食物來源，然而一般植物性食物來源所含的鐵質，身體的利用率都不佳。所以，吃素的人要選擇一些含鐵量較高的蔬果，如莧菜、紅莧菜、紅鳳菜、葡萄乾、紫菜等，吃下這些蔬果後可以再喝一杯柳橙汁，因為鐵質在酸性的環境下比較容易被吸收。

鋅的缺乏

鋅在身體裡參與的代謝作用太多了，骨頭的發展、免疫反應、抗氧化作用、男性性功能，甚至眼睛的功能都與鋅有關，可見如果缺乏鋅影響多大。我們一般的飲食中，瘦肉是非常好的鋅來源，然而素食食物中有很多纖維、草酸、植酸都會影響鋅的吸收；因此，建議吃素的人要多吃一些堅果類，如杏仁、腰果、核桃等，都含有豐富的鋅。

延伸閱讀

全素者須注意的營養問題及解決方式

須注意的營養問題	身體會出現的症狀	解決方式
吃進太多反式脂肪酸	增加血中膽固醇、增加心血管疾病的風險	多吃新鮮食材、少吃加工素料
胺基酸不均衡	影響生長、代謝、免疫等功能	每一餐要注意有沒有吃到黃豆、毛豆、黑豆或其製品
缺乏 ω-3 必需脂肪酸	・皮膚呈鱗片狀且發癢 ・身體容易發炎	多吃亞麻籽、胡桃或藻類
缺乏維生素 B_{12}	・惡性貧血 ・神經感覺異常	額外補充含維生素 B12 之維生素營養品
缺乏鈣質	影響發育，造成骨質疏鬆	可多吃傳統板豆腐、豆乾、芥藍、莧菜、九層塔等含鈣量很高的蔬菜
缺乏維生素 D	・降低鈣的吸收 ・影響發育、骨質疏鬆 ・增加肌少症	每天在溫和的陽光下曬約 15 分鐘
缺乏鐵質	貧血	多吃莧菜、紅莧菜、紅鳳菜、葡萄乾、紫菜等，飯後可以喝一杯柳橙汁。
缺乏鋅	・免疫能力下降 ・影響男性生殖能力	多吃一些堅果類，如杏仁、腰果、核桃等

映著博士的健康小叮嚀

1. 吃素的人應少吃加工的素料，多以新鮮的食材為主。
2. 素食者的飲食要特別注意搭配，才不會越吃素越不健康。

吃蔬果不削皮
會吃進農藥？

—

國人的飲食習慣，是把水果去皮去籽，或是把蔬菜去梗留嫩葉。其實大家都把對身體很有幫助的纖維素、植化素丟掉了！蔬果去皮是因為我們擔心殘留在蔬果的農藥會危害身體健康，但是只要用正確洗滌蔬果的方法，蔬果的外皮一樣可以食用。如果無法分辨蔬果的品質，也可以觀察貼在蔬果上的有機認證標章，讓我們吃得更安心。

吃水果要削皮嗎？

　　吃水果要不要削皮？這個問題我常常被問到，每當我回答最好不要削皮時，常常會遭到質疑的眼光。然後就會聽到：「但是農藥在果皮上沒關係嗎？」其實，這真是一個兩難的問題，因為，我非常清楚水果有太多優秀的植化素 (phytochemicals) 都是存在果皮上，如果水果去皮可能就去掉一半以上的寶藏囉！

削皮也削去了營養

為什麼說這些植化素是寶藏呢？目前，研究證實不同的植物化學物質具有不同的生理功能，大致可分為：良好的抗氧化劑、激發體內解毒酵素的活性、增強免疫系統、調節荷爾蒙、具有抗細菌及病毒的功效，這也是為什麼最近提倡大家要吃「全蔬果」的原因，如果，大家一味的怕農藥就把所有水果皮削掉，其實有點本末倒置。只要我們用心地處理蔬果存放及清洗的問題，就可以避免掉大部分的農藥了。

不要買搶收的蔬果

蔬果業者為了讓蔬果的賣相好看，通常會在蔬果的栽種過程中噴灑農藥，一般農藥噴灑過後一星期，藥性過了即可採收，所以不要買搶收的蔬果，以免農藥尚未分解完。另外，還有所謂的無毒農藥，噴灑完兩天後，即可採收。目前國內也有績優生物科技公司，積極的開發「生物製劑」代替傳統的「化學農藥」，讓消費者能更安心地購買蔬果。

認清有機認證標章

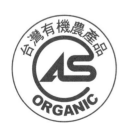

如果擔心農藥的問題，選擇有機認證的蔬果也是不錯的方法。目前標榜有機的蔬果產品琳琅滿目，消費者常常不知道自己花了大筆的錢所購買的產品是否真正「有機」？檢驗通過的產品將會有「CAS」台灣有機農產品標章，所以，以後購買國產有機蔬果時，不

要忘記看一下有沒有以上所介紹的標章，以保障自己的權益。

延伸閱讀

清洗蔬果的注意事項

由於不是每一個人都有經濟能力買較昂貴的有機蔬菜水果，只要在清洗時稍加注意，還是能夠遠離農藥的汙染。以下幾個方法供大家參考：

·食用前再洗

當我們從市場買回蔬果後，千萬不要很勤勞地把所有蔬果先洗好後再保存，因為「先洗後保存」的動作，無論是將蔬果放置於室溫或是冰箱，都會加速蔬果的腐敗，因此，大家不用太勤勞，每次只要洗等一下要吃的部分即可。

·存放久一點再食用

若購買的不是有機農產品，可以先放置幾天再食用，因為農藥在空氣中會隨著時間裂解成對身體無害的物質，但是必須注意所買的蔬果種類，根莖類蔬果較能久放，葉菜類較不能。但是，大家不要為了讓農藥分解而放到蔬果腐爛，太得不償失了。

·以流動的水清洗最好

一般我們買來的蔬果，可先用水沖掉汙泥、菜蟲、蟲卵等。接下來就是仔細的清洗工作：若是帶皮的蔬果，可以用軟毛刷子在流動的水下輕輕刷洗；若是像高麗菜、大白菜等包葉菜類蔬菜，就先把外圍的葉片丟棄，內葉部分再一片一片在流動的清水下清洗；若是小葉菜類的蔬菜，可去除葉柄基部；若是蔬果表面有凹槽或是受傷的部分，更需要切除或是在流動的水下小心清洗。

此外，有些人喜歡用鹽或清潔劑清洗蔬果，其實效果都不大，若清洗不乾淨反而殘留清潔劑於蔬果上。因此，最好的清洗蔬果方式就是以流動的水逐片沖洗，雖然會浪費一些水，但是這種方式是最安全有效的。

·清刷去皮最安心

經過以上的清洗方式大家還覺得不安心的話，一些可以去皮的蔬果就把皮去掉，這樣就不需擔心農藥的殘留問題了。但是，蔬果含有許多對抗疾病的寶藏——「植物化學物質（即『植化素』）」都存在於果皮上，將果皮丟棄了就非常可惜，因此還是建議好好清洗蔬果，把可食用的果皮一起吃下去，安全又健康。

·加熱烹煮除農藥

我們習慣用「炒」、「燙」、「煮」等烹調方式，而加熱是消除農藥的一種方式，農藥經過加熱後會被分解，並隨著水蒸氣蒸發而消失，所以，當我們在烹煮蔬菜時不蓋上鍋蓋，這樣可以讓殘留的農藥蒸發。

映蓉博士的健康小叮嚀

1. 蔬果最好是連皮一起吃，這樣才能獲得大部分珍貴的「植化素」。
2. 選擇有機的蔬果可以遠離農藥，正確的存放、清洗、烹煮方式也能去除絕大部分的農藥。

4

生機飲食
一定健康？

—

生機飲食在台灣沸沸揚揚，廠商積極推廣吃不灑
農藥、化學肥料或是污染過的食物，並鼓勵生食
以保留食物自然養分。但事實上不是每一種食物
都可以生吃，也不是人人都能吃生食。懷孕婦女、
成長期孩童、慢性腎病、免疫力不佳的人最好不
要輕易嘗試。有時生食也暗藏許多危險，例
如：吃進食物的毒素、寄生蟲卵，嚴重
時還可能危及性命，千萬不能大意。

? 生機飲食治百病？

　　現代人大魚大肉吃慣了，突然有一股具新鮮感的「飲食風」吹入時，可
能會讓大家為之瘋狂。就像有一陣子「生機飲食」非常流行；甚至有人認
為生機飲食可以排毒、治百病，因此捨棄正規的醫療，實在令人擔心。

完全生食，充滿生機？

首先，我們應該先了解生機飲食的精神，才能正確地應用在日常生活中。所謂的生機飲食是指不吃經由農藥、化學肥料、化學添加物及防腐劑處理或污染的食品，而且要多吃未經烹煮的食物，更嚴格的生機飲食則是全素食，我們稱為「完全生機飲食」。

在生機飲食的概念裡，認為蔬果中的許多酵素或營養素，一旦加熱就會失去原來的活性或功效。但我卻不贊成完全生機飲食，因為又要素食又要生食，其中有太多的矛盾點，畢竟，很多食物其實是不能生食的！以素食者常吃的豆類為例，豆類是不能生食的，如果堅持任何食材都生食，不但會飲食不均衡，而且可能會吃進許多原來存在於植物中的毒素。

而「部分生機飲食」雖然也是吃素，卻不強調一定要「生食」，這種飲食方式比較符合人性，也比較有營養概念，所以採用生機飲食千萬不要看到「生」這個字，就堅持什麼都要生吃，尤其台灣的飲食習慣以熱食為主，完全生機飲食很難真正被實行，甚至還會有一些嚴重的隱憂。

一、有一些蔬菜、食材不能生食

並不是所有的蔬果生吃才能得到最大的好處，本篇延伸閱讀中的植物性食材，生吃不但得不到好處，有時還會對身體造成嚴重的傷害。

二、寄生蟲卵入侵

大部分生機飲食都強調「有機」，農作物栽種時不可以使用農藥，其實常有寄生蟲或其蟲卵藏於植株，如果我們未清洗乾淨就生食，輕則發燒、

噁心、嘔吐，重則影響神經系統，甚至引致腸胃穿孔。

三、會缺乏油溶性維生素

蔬果中存在的油溶性維生素如 A、D、E、K，或油溶性植化素如茄紅素、葉黃素等，這些植物營養素比較適合在有一些油脂的菜餚中，因為油脂能幫助這些油溶性的營養素吸收。所以，有時會建議胡蘿蔔（含 β—胡蘿蔔素）、番茄（含茄紅素）、菠菜（含葉黃素）等，應加一些橄欖油烹煮，增加其吸收率。

四、某些慢性病患者不適合生機飲食

腎衰竭病人

慢性腎臟衰竭或因腎功能衰竭需要洗腎的病人，要非常小心水分及鉀的攝取，因為過多的水分及鉀會滯留在體內影響透析治療的效果，嚴重會造成心律不整並危及性命。很多蔬菜含有高量鉀離子，若打成果汁又增加了水分，有腎衰竭的病人絕不能任意享受果汁，最好蔬菜都能切細汆燙後，倒掉水分流掉鉀離子再食用。

孕婦、生長期的孩子

完全生機飲食絕對不適合孕婦及生長期的孩子，有太多的食物是不能生食的，孕婦及成長期孩童還是要正常的均衡飲食。

免疫力不好的人

許多癌症病患、免疫力不佳的人更不能接受完全生機飲食，若是採用部分生機飲食，除了蔬果之外，再均衡搭配熟食的穀類、豆類、堅果類、菇類、藻類，這樣對病情才有幫助。

總之，生機飲食絕不是全能的飲食，千萬不要追逐潮流，一味的生食，反而葬送健康。

延伸閱讀

不能生食的植物性食材

分類	食材	原因
豆類	黃豆、扁豆、四季豆等	所有豆類都含有血球凝集素，這種毒素經加熱會被破壞，若吃到大量未煮熟的豆類，會有噁心、嘔吐、腹瀉等中毒症狀。豆類也含有皂素，未煮熟時會引起腸胃黏膜充血、發炎
菇類	蘑菇、草菇等	因為有些蘑菇及草菇生長期間會產生致癌化學物質，而這些化學物質必須在高於攝氏 70℃ 的高溫下煮三分鐘以上
五穀根莖類	馬鈴薯、番薯、芋頭、玉米、樹薯等	· 澱粉粒需要烹煮以後才比較容易消化 · 生樹薯含氰酸，樹薯塊根含有微量的劇毒氰酸，如果直接生吃樹薯根會中毒，嚴重則呼吸困難死亡
芽菜類	苜蓿芽等	容易受沙門氏桿菌感染，唯一的方式就是「煮熟」
筍類	竹筍等	新鮮的竹筍含有氰化葡萄糖苷，如果沒有煮熟食用，在體內會轉化成劇毒的氰化物，在數分鐘內會引起呼吸困難、噁心、嘔吐、頭痛，甚至死亡的情形
木耳	白木耳、黑木耳等	新鮮木耳含有一種光感物質，這種物質食用後會隨血液循環到人體表皮細胞，一旦照到陽光，會引發植物日光性皮膚炎；木耳曬乾後，這種光感物質就會失去活性
金針	新鮮金針花	新鮮的金針含有秋水仙素，中毒症狀是腹瀉、嘔吐、腹痛等現象，新鮮的金針一定要煮熟才能破壞秋水仙素。而曬乾的金針經過加工處理，秋水仙素已破壞沒有毒性，但也要煮熟再吃
水果的種籽及果核	如蘋果、梨子、李子、杏、桃等的種籽	有些水果的種籽或果核含有氰化葡萄糖苷，如蘋果、梨子、李子、杏、桃等的種籽都有這種有毒物質，大人若不小心吃到一點還好，給小朋友吃這些水果時一定要去籽

1. 生機飲食不一定要一味的追求生食，有一些食材絕對不能生食，有一些食材則是煮過會更健康。

2. 採用生機飲食前要評估自己的身體狀況，懷孕婦女、成長期孩童、慢性腎病、免疫力不佳的人，最好不要輕易嘗試。

5

喝蔬果汁可以取代
新鮮蔬果？

—

市售的蔬果汁，都會在外包裝標示原汁含有率，扣除原汁的部分，其餘是糖水、香料和色素。原汁含有率小於 10％的飲料，已經不能算是果汁了。一般製作果汁的過程中，為了顧及口感，都會把果渣過濾掉，也因此濾掉了有益身體健康的植化素和纖維素，加上含有大量的糖水，其實對身體是沒有幫助的。

? 蔬果汁比蔬果營養嗎？

大家對蔬果的健康意識抬頭，但是也覺得自己沒機會吃到足量的蔬果，所以想藉由喝一瓶蔬果汁來補足一天的需求量，但真的是這樣嗎？到底哪一種蔬果汁比較好？又該如何選擇呢？。

此外，有些賢慧的媽媽們想說小孩子不吃水果，就親自打大量的果汁給小朋友喝，有些媽媽甚至特別在睡前給上一杯，這樣其實有影響長高的風險喔！

蔬果汁的原汁含量足夠嗎？

　　走進便利超商可以看到成堆的蔬果汁的產品，但是很少人會去注意每一瓶蔬果汁的「原汁含有率」，大家應該花時間去看一下，有的蔬果汁原汁含量只有 5％，意思就是其他 95％其實是糖水，原汁如果在 10％以下，基本上不能稱為蔬果汁。所以，大家下次要買蔬果汁時請特別留意原汁含有率是多少？不要花錢買一些糖水、色素及香料。

認識蔬果汁的六大陷阱

100％一定比較好嗎？

　　目前市面販售標示 100％果汁，多是「濃縮還原」蔬果汁，意思就是用濃縮的果汁加水還原成原來的濃度，相較之下當然是比 10％或 30％這種低濃度的蔬果汁好很多，但是很多人誤認為 100％的蔬果汁是天然的，和現榨的一樣，那就錯囉！這種果汁一定經過殺菌的過程，而且為了口感也需要濾渣，所以，100％的蔬果汁在營養素及纖維含量上還是和自製的蔬果汁有差。

有果粒的比較好嗎？

　　有果粒的果汁，如果它的原汁含有率很低，還是不夠好，因為若是原汁含有量低，就算有果粒，還是喝一大堆糖水，含果粒只是讓人感覺良好的心理作用。

蔬果 579 就能滿足一天需求嗎？

　　如果自己打過果汁一定就知道，廠商所標榜的「一瓶可以滿足一日需求」真的是太誇張了，因為，你隨便拿 500 公克的蔬果去打汁，絕對不可能少

於 500c.c. 的體積，所以，廠商標榜 500 公克的蔬果取汁，一定要去除蔬果的渣，但是，偏偏大多數蔬果的寶藏，如「纖維素」或是「植化素」，都存在蔬果的皮、籽或果渣中。真正能保護身體遠離疾病的很多成分來自於植化素，所以，這一瓶小小的果汁雖然是從 500 公克的蔬果取得，但是和真正的吃 500 公克的蔬果差很多。所以，不要以為自己有喝一瓶果汁了，其他蔬果就不用吃了。

喝果汁比較不會胖嗎？

市售果汁其實熱量並不低喔！以 100% 的果汁來看，平均 100c.c. 約 40～50 大卡，一瓶 500c.c. 的蔬果汁就有 200～250 大卡。以柳丁原汁來看，一顆柳丁原汁大概含 2 顆方糖，而擠一杯柳橙汁約需 4 顆柳丁，所以一杯就含有 8 顆方糖了，而一顆方糖約 5 公克，所以一杯柳橙汁共含 40 克的糖，至少有 160 大卡。其實，果汁真的含糖量頗高，也有研究發現，幼稚園小朋友每天若喝 360c.c. 以上的果汁，會比較矮也比較胖。最糟就是喝原汁含有率低的蔬果汁，喝進去的糖水都是熱量的來源，而且還沒有營養。建議大家水果「用吃的」是最好的。

延伸閱讀

自製蔬果汁注意事項

市售的果汁其實存在許多陷阱，多吃蔬果才是真正的健康概念，如果要喝蔬果汁最好還是自己製作，以下是自備蔬果汁的注意事項：

1. 選用當季蔬果

當季蔬果無論營養素或植化素的含量都是最高的，所以，打果汁要用當季蔬果。

2. 盡量用「全」蔬果來打汁

打果汁時千萬不要把水果的皮都去掉，也不要把果菜渣都濾掉。打蔬果汁以前盡量把蔬果都洗乾淨，可以吃的皮盡量保留，才能得到蔬果的植化素。我自己處理蔬菜時，會先把蔬菜在滾燙的水中燙約 10 秒鐘，以殺去可能附著的蟲卵。還要注意有些蔬菜是不能生吃的。

3. 預防蔬果汁太寒性

有的人會怕蔬果汁太寒性，盡量選擇不同顏色的蔬果一起打，就會有五行平衡的作用。或是，放一些煮熟的根莖類、五穀類或堅果類一起打，就不用擔心常喝蔬果汁會太寒的問題。

4. 多喝不加糖的原汁

自製蔬果汁最好不要放糖，如果有人覺得沒有甜味實在喝不下去，我建議可以放一些「寡醣」，因為寡醣不但可以提供甜味，也可以幫助腸道內好菌的成長。

5. 打完盡快喝完

自製的蔬果汁沒有經過殺菌過程，最好是要喝之前才製作，因為，蔬果的營養素很容易氧化，而且，放久了會繁殖細菌，因此，蔬果汁打好要盡快喝完。

6. 份量要控制

因為喝果汁很容易過量，建議果汁以一人一天兩份水果為限，熱量比較不會超過。

若很甜的水果半碗為 1 份，中等甜度 2/3 碗為 1 份，比較不甜的水果 1 碗為 1 份。

1. 購買市售果汁時一定要注意原汁含有率，原汁含量越高的越好。
2. 自製果汁時要把蔬果徹底洗淨，不要去皮及果渣，飲用「全」果汁較為健康。自製果汁不可久放，打完後應盡快飲用。

6

植化素就是
維生素嗎？

—

蔬菜水果中除了有豐富的維生素、礦物質、纖維素之外，還具有豐富的植化素，而植化素過去是被忽略的飲食元素，直到近年才發現，它們才是蔬果中真正可以預防疾病、調整免疫力、抗老化、防癌的珍寶。身為現代人不得不認識這群奇妙的飲食元素——「植化素」。

植化素的功效很神奇？

《營養學博士教你吃對植化素》出版以後，我常常受邀演講關於「植化素」的議題。當時我每次在演講之前，都會先調查誰聽過「植化素」三個字，通常每場聽過這名詞的人不超過一成，但這幾年下來，我發現越來越多人聽過這個名詞，卻還是不知道什麼是「植化素」？一般人說到蔬菜或水果會想到「維生素」、「礦物質」或「纖維素」，從來不知道蔬果中還

有植化素，而植化素是這一陣子突然跑出來的新物質嗎？植化素真的那麼神奇嗎？我們需要認識植化素嗎？

植化素防禦疾病的祕密

其實植化素並不是這一陣子才冒出來的物質，它存在地球已數億年，只是近年來才被科學家發現，植化素是蔬果中真正預防疾病的物質。目前，研究證實不同的植化素具有不同的生理功能，大致可分為下列幾項：

良好的抗氧化劑

激發體內解毒酵素的活性

增強免疫系統

調節荷爾蒙

具有抗細菌及病毒的功效

要如何從蔬果中得到所有的好處呢？其實，上天給予蔬果不同的顏色，就是要引導我們做正確的選擇，雖然，存在於蔬果中的植化素有上百種，但是，生理功能類似的植化素，亦會以類似的顏色呈現。我們日常生活中常見的蔬果大致可分為五種顏色：綠色、橘黃色、白色、紅色、藍紫色，如果每天平均攝取這五種顏色的蔬果，大致就能獲得不同生理功能的植化素，基本上，每天若能掌握色彩來選擇蔬果，就是迎向健康的基礎。

蔬果 5 － 7 － 9 原則

現在大家已經知道每天要選擇五種不同顏色的蔬果了，那每種的份量應多少？建議大家，每日應攝食不同顏色的蔬果各一份，至於一份的量是多少？若是未烹飪的生蔬菜，一份相當於一個拳頭大；若是煮過的蔬菜，一份則相當於半個拳頭大。實際測量則是未烹飪過的蔬菜 100 公克為一份，而水果的份數如下：若很甜的水果半碗為 1 份，中等甜度 2/3 碗為 1 份，比較不甜的水果 1 碗為 1 份。

其實，一天要攝取五份蔬果的量並沒有想像中的困難。當然，並不是所有的人所需的蔬果份量都一樣，就像每個人的拳頭大小都不一樣，每天五份五種不同顏色的蔬果，是維持健康的基本要求。若要讓身體更有活力遠離疾病，成年女性可以每日攝食七份蔬果為目標，成年男性則以每日攝食九份蔬果為目標。但請大家記住：蔬菜的份量要比水果多一份。

全蔬果飲食觀念

色彩豐富的蔬果，是上天賜予我們最天然、最珍貴的禮物，大家應好好善用，日常飲食中好好把握顏色的搭配，相信大家會過得有趣又健康。而植化素是維生素嗎？當然不是囉！所以，不要以為不吃蔬果時，補充綜合維生素丸就好了，因為，綜合維生素丸並沒有包括植化素，光吃維生素丸是得不到植化素的好處。要獲得植化素還是要吃蔬果，尤其是植化素多存在蔬果的皮、根、籽的部位，因此，要獲得植化素時，除了蔬果的量要夠、顏色要夠，也要盡量吃「全」蔬果，把蔬果洗乾淨盡量連皮一起吃下去！

植化素是植物演化進程的寶藏

話說地球剛有植物出現時只有「綠色」的，慢慢的地球開始變得氣候嚴峻、火山爆發，接著昆蟲、爬蟲類、哺乳動物陸續出現在地球，這些對植物都是一種威脅，因此植物不得不慢慢演化出物質來保護自己，經過這數

億年的演化，這些物質讓植物的顏色漸漸豐富，不再只是綠色，而且讓世界變得五彩繽紛，這些物質我們稱為「植化素」或是「植物化學物質」。

　　這些數以千計的植化素不只讓每種植物有特殊的顏色，更是植物用來保護自己的特別物質，例如某些植化素讓植物具有特殊的顏色及味道，可以吸引蝴蝶及蜜蜂來傳播花粉，繁殖後代；另一些植化素具有特殊的氣味，可以驅趕傷害植物的動物或昆蟲；還有一些植化素相當於植物的免疫系統，可以幫助植物抵抗細菌、病毒或真菌等。更有一些植化素，擔任抗氧化劑的角色，會把太陽光照射在植物上所產生的自由基清除，讓植物展現旺盛的生命力。植化素讓植物本身美麗、健康、有活力，更棒的是，植化素作用在人體身上，一樣會讓我們美麗、健康、有活力！

延伸閱讀

五色蔬果的植化素

顏色	提供之營養素及植化素	蔬果的來源
綠色蔬果功效：保護眼睛、預防癌症、強壯骨骼等		
	葉黃素 (lutein) 玉蜀黍黃質素 (zeaxanthin)	大頭菜、菠菜、萵苣、花椰菜、青豆仁、奇異果、哈密瓜、蘆筍
	吲哚類 (Indoles)	花椰菜、甘藍菜、高麗菜、大頭菜、水甕菜
	維生素 K	甘藍菜、大頭菜、芽甘藍、菠菜、大頭菜、水蕹菜、萵苣、芥菜、高麗菜
	鉀離子 (potassium)	綠葉蔬菜、花椰菜

黃色及橘色蔬果功效：皮膚有彈性、保護視力、增強免疫力、預防癌症等

β 胡蘿蔔素（β-carotene） 維生素 A	胡蘿蔔、番薯、南瓜、木瓜、芒果、桃子
生物類黃酮素（bioflavonoids） 維生素 C	柑橘、葡萄柚、檸檬、桃子、木瓜、梨子、鳳梨、甜椒
鉀離子	香蕉、柑橘、葡萄柚、檸檬、鳳梨

紅色蔬果功效：保護心臟、抗老化、預防癌症等

維生素 C	蔓越莓、粉紅色葡萄柚、覆盆子、草莓、西瓜、紅色高麗菜、紅椒、番茄
茄紅素（Aanthocyanins）	番茄、紅色石榴、胡蘿蔔、紅色葡萄柚、西瓜

藍色及紫色蔬果功效：增進記憶力、保護泌尿系統、預防癌症等

花青素（anthocyanins） 維生素 C	藍莓、紫色葡萄、葡萄乾、紅色火龍果
酚類（phenolics）	茄子、棗子、葡萄乾、李子

白色蔬果功效：維持正常血壓、降低膽固醇、抗發炎、維持血壓正常、預防癌症。

青蔥素（allium） 蒜素（allicin） 苦甜瓜苷（charantin）	大蒜、洋蔥、韭菜、苦瓜

營養博士的健康小叮嚀

用餐時幫自己準備一個飲食調色盤，就是拿一個小碟子，把各色蔬果盡量夾滿盤子，先把盤子裡的蔬果全部吃完以後，再開始吃飯、魚、肉、湯等，這樣可以增加蔬果攝取量。

—

隔夜菜要變成致癌物，其實沒有那麼簡單，所以
大家不必太恐慌。不過，隔夜菜雖然沒有立刻致
癌的風險，但還是建議大家盡量吃新鮮的菜，並
注意烹調與飲食習慣，降低「亞硝酸鹽」生成，
這樣就能吃得更安心。

隔夜菜到底能不能吃？

　　這個問題是我的 FB 粉絲頁上常常被問到的，大家可能一餐吃不完的菜，
或是第二天要帶便當的菜，都要放到第二天再吃。但又有網路新聞報導，
大陸江蘇揚州市有一家三口省吃儉用，不但長期吃隔夜菜，食物發霉了也
捨不得丟棄，因而在一年之內相繼罹患胃癌或腸癌。又有研究說，隔夜菜
中的亞硝酸鹽含量會增加，這可能也有致癌的風險。這些報導、資訊，讓

大家非常惶恐。吃不完的食物到底要不要倒掉？這真的是家庭主婦非常關切的問題。

⚠ 減少「亞硝酸鹽」產生，就能避免隔夜菜致癌！

　　網路流傳「隔夜菜會增加亞硝酸鹽的含量，吃多了恐致癌」的相關報導，但目前實證醫學上並沒有明確肯定的答案，所以，大家不用太恐慌。因為變成致癌物前要經過一些步驟，從蔬菜中的「硝酸鹽」必須變成「亞硝酸鹽」，而「亞硝酸鹽」必須要跟胺類（蛋白質的一部分）結合成「亞硝胺」才會有致癌的風險。因此，因為吃到隔夜菜而致癌並不是那麼容易。大家千萬不要因為害怕而放棄吃蔬菜，基本上吃蔬菜獲得的好處，遠遠比吃蔬菜得到癌症的風險高出非常多。

　　若大家還是不放心，只要把握住以下原則，就可以減少亞硝酸鹽產生的機會。

　　一、葉菜類不要一次買太多儲存

　　在所有蔬菜種類中，葉菜類所含有的硝酸鹽最多，所以，葉菜類不適合買太多久放，最好是從農地收成後就馬上煮來吃，因為，在烹煮時把硝酸鹽變成亞硝酸鹽的酵素會被「煮死」，就會減少亞硝酸鹽的產生。但是，現在的人不可能現採現煮，所以，一次不要買太多，買後盡快煮完，就能減少硝酸鹽變成亞硝酸鹽的機會。

　　二、蔬菜洗好要封好放入冰箱保存，並且趕快吃完

　　另外，還有一個途徑可以把硝酸鹽變成亞硝酸鹽，那就是「細菌」，因

為細菌本身也有酵素，會把存在蔬菜中的硝酸鹽變成亞硝酸鹽。所以，也可以將買回的蔬菜洗乾淨並封好，存放於冰箱以減少細菌作用的機會。

三、 在吃的過程中盡量用公筷，減少細菌污染的機會

若是煮熟的菜，蔬菜中的酵素早就被「煮死」了，但若是在空氣中放太久，或吃的過程中有口水污染，細菌就有機會把熟菜中的硝酸鹽變成亞硝酸鹽。所以，煮好的菜夾取食要用公筷，而第二天要帶便當的菜，盡量先取出封好後盡速放到冰箱裡保存。

延伸閱讀

從亞硝酸鹽轉變成有致癌性的亞硝胺的過程，可以被維生素 C 阻斷，因此，如果蔬菜本身維生素 C 高，或是我們還吃了維生素 C 豐富的水果，就可以減少致癌物亞硝胺的產生。

此外，因為蔬菜中也同時含有維生素 C 和維生素 E，會讓亞硝酸鹽變成好東西——一氧化氮（NO）。一氧化氮在胃裡可以消滅沙門氏菌，也可以增加胃壁預防胃潰瘍，一氧化氮也可以舒張血管，降低血壓。

因此，我們可以搭配一些含維生素 C 的水果，如芭樂、奇異果，或是含維生素 E 的堅果一起食用，就可以把「壞東西」變成「好東西」。

膜雲醫生的保健小語

隔夜菜雖然沒有致癌的風險，但是煮過的菜還是要盡快吃完。頂多留到下一餐吃就好了，不要放好幾餐，不但營養容易流失，又容易細菌污染。

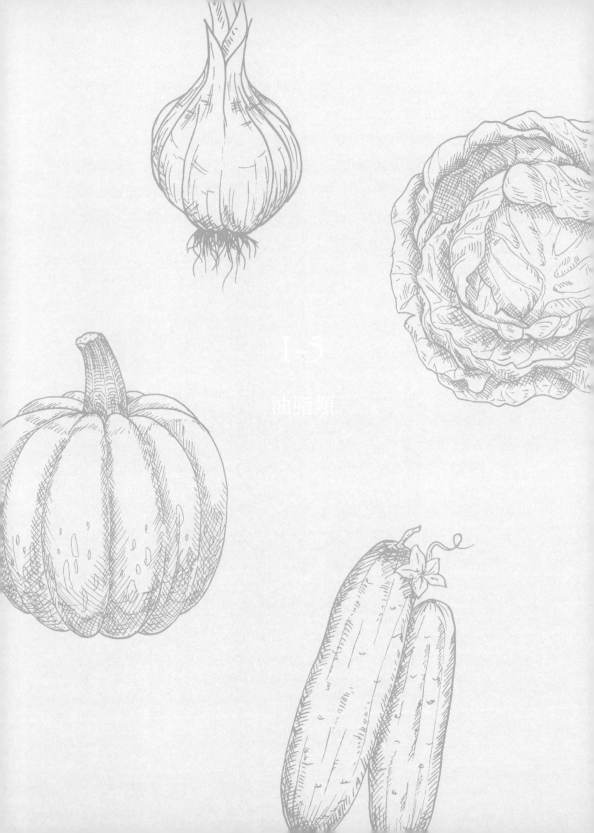

I-5

油脂類

一

我們都習慣等鍋裡的油熱了，冒煙了，才將食物下鍋烹煮，但若是沒有使用對的油品，也很容易將過氧化物質吃入體內。國人的烹調習慣，不論煎、煮、炒、炸常是一瓶油包辦，這樣對身體是很不健康的，因為每一種油的脂肪酸比例和發煙點有所不同，若是將油加熱到高於發煙點的溫度，烹煮中產生的過氧化物質，極有可能危害身體健康。

「油」不得已的困擾

有一次我陪姊姊去超市逛一逛，剛好油品在特賣，她看到琳琅滿目的商品，不禁說：「天呀！油的種類那麼多？就算再便宜我也不知道要怎麼買？」我想這是大部分家庭主婦的心聲吧？而且，大部分家庭都是一瓶油用到底，無論煎、煮、炒、炸，甚至涼拌都用同一種油，如果想要挑選不同的油品，一時間還真難區別它們的差異性呢！

① 一瓶油到底，暗藏危機

這種用油習慣其實很不安全，暗藏飲食危機，長期用油不當會對身體帶來很大的傷害，所以，我們要學習不同烹調方式的用油。

一般家裡的廚房中，建議至少準備三種油

- **第一種油品：**用來低溫烹調用的油品，如涼拌、水炒。

我們可用含較多「單元不飽和脂肪酸」的食用油（如芥花油或 extra virgin 橄欖油或苦茶油）。我建議炒蔬菜都用水炒，先用水將蔬菜炒軟，最後再拌入上述油脂和調味料。

- **第二種油品：**用來煎、炒食物的油品，如煎魚、煎蛋、炒肉等。

我們可以用含「多元不飽和脂肪酸」的食用油（如芝麻油、玉米油、大豆油、葵花油、葡萄籽油、紅花籽油等）。市面上賣的這些油脂大多精製過了，發煙點已提高，但是，千萬不要等到冒煙再放入食物烹調，否則「多元不飽和脂肪酸」會裂變產生不好的過氧化物。我建議要烹飪魚的時候，可以多用「蒸」的或是利用烤箱中低溫「慢烤」；而肉類可以多用「滷」的或是「燉」的方式來烹飪；如此，可以減少很多油脂的攝取量。

- **第三種油品：**用來高溫油炸的油品，如炸雞排、炸薯條等。

這種油脂我們需要選用飽和度高，而且發煙點也要高的油脂，如棕櫚油、椰子油，若大家不嫌苦茶油特殊的氣味，苦茶油也適合用來油炸。其實以發煙點的觀念來看，豬油及奶油並不是很適合用來高溫油炸，因為，它們的發煙點比高溫油炸的溫度還低。基本上，我不贊成食物用高溫來油炸，任何油遇到高溫都容易裂變，其實，其他烹調方式更能呈現食物的原味並維持健康。

延伸閱讀

大家可以花一點點心思，了解每天吃下肚的各種食用油的「脂肪酸比例」及「發煙點」，就有能力判斷哪一種油品比較適合。

食用油的「脂肪酸比例」

動物性油脂如奶油、牛油、豬油等，含有較高的飽和脂肪酸，會使油脂較容易凝固，放在冰箱中就是固體的形式，而且，動物性油脂含有較高的膽固醇，攝食太多的動物性油脂，容易增加體內的膽固醇，也容易讓心血管「塞」起來，就如水管被堵住了一樣，血管會慢慢硬化。

而大部分植物油所含的多元不飽和脂肪酸比例較高，如紅花籽油、葵花油、玉米油、大豆油等，由於飽和度較低，無論在室溫或冰箱中都是「清澈如水」，而且只要是植物油都不含膽固醇，這種油脂「理論上」比較不會「堵」住血管。但是，如果把這種飽和度低的油用來高溫烹調——如煎、炸，這些油會產生不穩定的過氧化物，不再「清澈如水」，而過氧化物反而會在你的血管中搞破壞，也是心血管疾病的原因之一。

油脂中除了飽和脂肪酸及多元不飽和脂肪酸外，還有一種比較優質的脂肪酸——單元不飽和脂肪酸，這種脂肪酸比多元不飽和脂肪酸穩定，烹飪時不容易產生過氧化物，又比飽和脂肪酸來得「清淡」些，具有降低膽固醇的功能，比較不容易「塞」住血管，像苦茶油、橄欖油、芥花油 。所以，我們建議飲食中單元不飽和脂肪酸：多元不飽和脂肪酸：飽和脂肪酸的最佳比例為 1：1：0.7 ～ 2：1：0.7。

食用油的「發煙點」

大家應該都有把油倒到鍋子裡等著它冒煙的經驗，真不知道是哪來的烹調習慣，要等油變得很熱、甚至冒煙的時候才開始炒菜、煎魚。其實，這是很不健康的烹調方式，當油脂加熱開始冒煙時，那一刻的溫度就稱為「發煙點」，當油脂到達發煙點就開始裂變，產生許多過氧化物質，想想看若此時把食物放到已經在變壞的油脂

中烹飪，再把那些氧化的油脂吃到肚子裡，任由過氧化物在身體中流竄，實在令人堪慮。

其實，很多慢性病都是因為飲食或烹調方式不當所造成的。同一種油品的發煙點會隨著精緻化的程度而改變，一般植物油剛榨出來時發煙點較低，越純化、越精緻，發煙點越高。目前市面上賣的油品大概百分之九十是精緻純化過的油，但不會特別標示「精緻」或「未精緻」。

常見油品的成分與建議烹調方式

	名稱	膽固醇（毫克/茶匙）	飽和脂肪酸(%)	多元不飽和脂肪酸(%)	單元不飽和脂肪酸(%)	發煙點（℃）		建議適合的烹調方式
高單元不飽和脂肪酸	花生油 Peanut oil	0	23	36	40	未精緻	160	涼拌、水炒
						精緻	232	水炒、中火炒、煎
	芥花油 Canola oil	0	6	32	62	未精緻	107	市場上買不到
						半精緻	240	市場上買不到
						精緻	242	水炒、中火炒、煎
	橄欖油 Olive oil	0	14	9	77	特級初榨	195	涼拌、水炒、中火炒、煎
						初榨	216	水炒、中火炒、煎
						橄欖粕油	238	是將橄欖殘渣，利用煉油技術粹取殘油，具有機溶劑殘留的危險，不建議食用
						精緻	242	水炒、中火炒、煎
	高油酸葵花油	0	9.8	3.5	83.7	精緻	227	水炒、中火炒、煎
	苦茶油 Tea oil	0	10	7	83	-	252	涼拌、水炒、中火炒、煎、炸（萬用油）

高多元不飽和脂肪酸	芝麻油 Sesame oil	0	16	44	40	未精緻	177	涼拌、水炒

高多元不飽和脂肪酸	油名					精緻度	發煙點	用途
高多元不飽和脂肪酸	芝麻油 Sesame oil	0	16	44	40	未精緻	177	涼拌、水炒
						精緻	232	水炒、中火炒、煎
	玉米油 Corn oil	0	13	61	25	未精緻	160	市場上買不到
						精緻	232	水炒、中火炒、煎
	大豆油 Soybean oil	0	15	61	24	未精緻	160	市場上買不到
						半精緻	177	市場上買不到
						精緻	232	水炒、中火炒、煎
	葵花油 Sunflower oil	0	11	69	20	未精緻	107	市場上買不到
						精緻	232	水炒、中火炒、煎
	葡萄籽油 Grape seed oil	0	10	75	15	-	216	水炒、中火炒、煎
	亞麻仁籽油 Flax seed oil	0	8.5	72.5	19	未精緻	107	含56%～71%的n-3脂肪酸，可涼拌、水炒
	紅花籽油 Safflower oil	0	10	77	13	未精緻	107	市場上買不到
						半精緻	160	市場上買不到
						精緻	232	水炒、中火炒、煎
	棉花籽油 Cottonseed oil	0	25.9	51.9	17.8	未精緻		含微量棉酚 不能食用
						精緻	216	水炒、中火炒、煎

高飽和脂肪酸	棕櫚油 Palm oil	0	45	13	37	精緻	230	水炒、中火炒、煎、炸
	椰子油 Coconut oil	0	92	2	6	-	232	水炒、中火炒、煎、炸
	豬油 Lard	12	42	13	47	-	182	含膽固醇，酌量食用，水炒、中火炒
	奶油 Butter	33	66	4	30	-	177	含膽固醇，酌量食用，水炒
高反式脂肪酸	人造奶油 Margarine	0	17	34	49	-	160	含反式脂肪酸，不建議食用
	植物酥油 shortening	0	28	28	44	-	182	含反式脂肪酸，不建議食用

映蓉博士的健康小叮嚀

1. 不要一瓶油用到底，要依據烹調食物的溫度選用。千萬不要等油脂在鍋中冒煙了才放入食物烹煮。

2. 烹調溫度：涼拌：< 50 ℃，水炒：約 100 ℃，中火：約 160 ℃，煎、炸：約 180 ℃以上。

目前台灣將橄欖油分為 5 級，依序為初榨橄欖油、精製橄欖油、橄欖油、精製橄欖粕油及橄欖粕油。而初榨橄欖油還可由廠商自願細分為 extra virgin olive oil（特級）、virgin olive oil（良級）、ordinary virgin olive oil（普級）。

請特別注意，標示「pure」的橄欖油，其實是次一級的橄欖油，橄欖原料略遜一籌，還經過一連串精煉的過程，可以高溫烹調但營養價值相對減少很多。而「extra virgin」特級初榨橄欖油營養成分高，發煙點又普遍在 190℃以上，因此確實可做一般家庭油炸之用。不過高溫油炸會破壞抗氧化物與好的脂肪酸，建議還是選擇「extra virgin」橄欖油來做涼拌或沾麵包用。

橄欖油可以煎、炸嗎？

前一陣子橄欖油的問題鬧得沸沸揚揚的，讓消費者及政府對於橄欖油的品質、分級更加小心。但是，市場上的橄欖油標示實在太亂了，一般人在選購時真的會不知所措。另外，一直以來流傳著「特級初榨橄欖油」（extra virgin olive oil）只能涼拌或沾麵包，真的是這樣嗎？怎麼買橄欖油？怎麼正確使用橄欖油？這可是一門大學問。

特級初榨橄欖油可以炒、煎！

特級初榨橄欖油含有不少維生素及多酚類物質，都是很好的抗氧化劑。雖然，這些成分加熱後容易流失，但是橄欖油裡也含有不少穩定的單元不飽和脂肪酸，尤其油酸含量最多，有助降低壞的膽固醇，並且提升好的膽固醇。基本上，無論是特級初榨或精製橄欖油，發煙點並沒有想像中的低，橄欖油的發煙點普遍在 190℃ 以上（約 197℃ 左右），而且品質越好的橄欖油，游離脂肪酸含量越少，發煙點也就越高。

而一般家庭常用的油炸溫度約為 180℃，其實比發煙點還低，因此只要不是長時間油炸，特級初榨橄欖油確實可做一般家庭油炸之用。雖然特級初榨橄欖油可以用來炸東西，但是，我還是不建議大家常常用「炸」的烹調方式，因為，油炸過程橄欖油的抗氧化物質會遭到破壞，而且，脂肪酸多少也會被「破壞」。既然大家吃橄欖油是為了要得到橄欖油的好處，那我建議最好選擇有標「extra virgin」的橄欖油，用來做為涼拌或沾麵包用。

橄欖油在台灣也有分級制度了

食藥署日前整合專家、業界意見，2017 年起比照聯合國食品法典委員會，將橄欖油標示由高至低分 5 級，依序為初榨橄欖油、精製橄欖油、橄欖油、精製橄欖粕油及橄欖粕油。而初榨橄欖油還可由廠商自願細分為 extra virgin olive oil（特級）、virgin olive oil（良級）、ordinary virgin olive oil（普級）。

選購橄欖油時，若瓶子上的標示寫著「pure」，其實不代表「純正」，反而是比較次一級的橄欖油！這種橄欖油用的橄欖原料略遜一籌，而且經

過一連串精煉的過程，雖然發煙點增加不少，但是，營養價值也相對減少很多。大部分市面上標榜可以高溫烹調的橄欖油，就是這種「純」（pure）橄欖油。

另一種標示「olive pomace oil」或「refined olive pomace oil」的橄欖油，是一種果渣油，是用煉油技術把初榨後剩餘 4% 的殘油從果渣中提煉出來，所以，需要用更多的有機溶劑來提煉。我並不建議大家用這種次等的油品。大家在選橄欖油時，一定要多花一點時間看一下英文標示，選出正確適用的油品。

延伸閱讀

橄欖油分級標準及食用定義

分類	製程	發煙點	顏色	酸度	建議烹飪方式
初榨橄欖油（virgin olive oil）	摘取下的橄欖果洗淨後，用物理方式進行壓榨，還可細分：特級初榨橄欖油（extra virgin olive oil）良級初榨橄欖油（virgin olive oil）普級初榨橄欖油（ordinary virgin olive oil）	190℃	偏綠色。當放於冰箱內，會有渾濁凝固的現象，回溫後又清澈透明	<1%	涼拌、沾麵包炒、煎
精緻橄欖油（refined olive oil）	此類橄欖油從第二批冷榨的橄欖中提煉出來，有經過脫膠、脫酸、脫色、脫臭等加工步驟。品質沒有 virgin olive oil 好	199℃～243℃	偏綠色	<2%	涼拌、沾麵包炒、煎

橄欖油 (olive oil)	這種橄欖油用的橄欖原料略遜一籌，而且經過一連串精煉的過程後，會混入固定比例的 exta virgin olive oil 調和。這是目前市面上看到最普遍的橄欖油	210℃ ～ 240℃	淡金黃色	<1.5%	可以用於水炒，一般炒、煎的烹調方式。但不建議用於油炸。
精緻橄欖 粕油 (refined olive pomace oil)	已壓榨過的橄欖殘渣加上果核，利用煉油技術把殘油萃取出來，有有機溶劑殘留的危險	約 238℃	偏綠或偏金黃的產品都有	<1%	不建議食用
橄欖粕油 (olive pomace oil)	這種油是把初榨橄欖油與精緻橄欖粕油混合而成的	約 238℃			不建議食用

映蓉博士的健康小叮嚀

橄欖油所含的「單元不飽和脂肪酸」(MUFA) 的比例約 77％，能防止體內的膽固醇堆積。尤其「extra virgin」橄欖油含更多豐富的類黃酮物質及多酚化合物等抗氧化成分，對身體心血管系統的保護有相當貢獻。

3

吃堅果會胖嗎？

—

堅果類是眾多營養的集合，提供了豐富的礦物質，幫助身體的許多代謝、免疫功能及骨骼的成長；雖然富含油脂，但其所含的單元不飽和脂肪酸和多元不飽和脂肪酸，對心血管非常好，適量攝取，甚至還能幫助減重！還有各種豐富的植化素，有些在體內代謝成植物性雌激素，可以舒緩停經症候群，有些能降膽固醇，但腎功能不好的人要注意攝取量。

? 堅果是致胖的食物？

堅果對我而言有致命的吸引力，只要一桶堅果類放在我面前，我就好像是一隻松鼠，會不由自主想去吃它。直到大學時期學食物分類的時候，得知堅果類是被歸在油脂類，再加上那時對堅果類的研究並沒有很多，我覺得應該戒掉這種會讓我肥胖的食物，於是有好一陣子堅果類是我的拒絕往來戶。

吃堅果，健康又不致胖！

後來，越來越多研究顯示，堅果類其實不是飲食中的黑五類，反而是健康飲食中的閃亮之星！就算堅果類含有豐富的油脂，也是非常健康的油脂，大量的科學證據顯示，如果每週五次，每次吃 30 公克堅果類，可以有效的降低心血管疾病的發病率，最重要的是，還有研究指出吃（適量的）堅果其實不會胖！這些研究報告讓我對堅果類的鍾愛有了一個非常棒的藉口，吃堅果不再罪惡了！

讓你愛上堅果的營養真相

接著讓我們深入了解一下堅果的真面貌，或許你會和我一樣愛上堅果。

堅果類的脂肪

堅果大部分含的脂肪都是單元不飽和脂肪酸以及多元不飽和脂肪酸，這些脂肪酸都是對心血管非常有益的脂肪酸。杏仁是單元不飽和脂肪酸的堅果類，30 公克的杏仁就有 10 公克的單元不飽合脂肪酸，腰果所含的單元不飽和脂肪酸也非常高。亞麻仁籽富含 α - 次亞麻仁酸（α -linolenic acid）可以在身體中代謝成 EPA，如果有人吃素不吃魚油，可以用亞麻仁籽替代。

堅果的蛋白質

堅果類也是很好的蛋白質來源，一般人可以從堅果類得到蛋白質，但是，要注意！腎臟功能不佳的病人，若要降低蛋白質的攝取，必須限制堅果類。

堅果類的維生素 E

葵花籽所提供的維生素 E 可以說是堅果類中的王者，少少的 30 公克的

葵花籽，約可供應我們人體對維生素 E 需要量的 90％，杏仁果則提供約 40％。

堅果類的礦物質

堅果提供了豐富的礦物質，如 30 公克的芝麻提供了人體需要銅量的 70％，而南瓜子所提供的鎂和錳也相當豐富。這些礦物質參與了身體的許多代謝、免疫功能、骨骼的成長等等。

堅果類的植化素

堅果類含有許多植化素，如鞣花酸、類黃酮類、異黃酮類等等，每種植化素都有特殊的功效，如亞麻仁籽含有豐富的木酚素，在我們體內會代謝成植物性雌激素，可以舒緩停經症候群。如芝麻也含有相當高的植物固醇，可以幫助降膽固醇。

總之，堅果類是一個營養寶庫，如果你對堅果類沒有過敏，腎臟功能沒有衰竭，每天用手抓一小把約 30 公克的堅果類，熱量約 150 ～ 200 大卡，絕對會對健康加分，現在就把堅果類放在你健康飲食的食譜中吧！而且，如果在中低卡路里的飲食中，每天吃 30 公克的堅果類，反而可以幫助減重喔！

各種堅果類保健功能比一比

種類	保健功能
杏仁果 almond	1. 降低 LDL 膽固醇（不好的膽固醇），保護心血管 2. 緩和血糖上升 3. 在低熱量飲食時，能幫助減重 4. 預防膽結石
腰果 cashew	1. 預防心血管疾病 2. 增加體內抗氧化酵素 SOD 活性 3. 強健骨骼、放鬆心情
亞麻仁籽 flaxseed	1. 降低膽固醇、預防心血管疾病 2. 抗發炎 3. 舒緩停經症候群、預防乳癌 4. 降低骨質疏鬆症
花生 peanut	1. 烤過的花生含有很高的抗氧化劑，如對－香豆酸 (p-coumaric acid) 2. 保護心血管 3. 預防大腸癌
南瓜籽 pumpkin seeds	1. 促進男人攝護腺健康 2. 緩和關節炎症狀 3. 降低膽固醇
芝麻 sesame seeds	1. 降低膽固醇 2. 緩和類風濕關節炎症狀
葵花籽 sunflower seeds	1. 降低膽固醇 2. 抗發炎 3. 富含有機硒，可以解毒防癌
胡桃 walnut	1. 降低膽固醇、預防心血管疾病 2. 促進骨骼健康 3. 在低熱量飲食時，能幫助減重 4. 預防膽結石

延伸閱讀

比一比各種堅果類營養素

每30克	熱量(k cal)	飽和脂肪(g)	單元不飽和脂肪酸(g)	多元不飽和脂肪酸(g)	蛋白質(g)	膳食纖維(g)	維生素E(IU)	維生素B2(mg)	維生素B6(mg)	銅(mg)	鎂(mg)	錳(mg)	特別重要的營養素
杏仁果 almond	179	1.2	10.1	3.8	6.6	3.5	11.6	0.26	0.035	0.35	85.8	0.78	單元不飽合脂肪酸
腰果 cashew	172	2.8	8.2	2.3	4.6	0.9	0.25	0.06	0.08	0.67	78	0.24	一
亞麻仁籽 flaxseed	147	1.0	2.0	6.7	5.9	8.4	2.2	0.05	0.28	0.31	108	1.0	n-3 脂肪酸、木酚素
花生 peanut	169	2.0	7.3	4.7	7.7	2.5	4.1	0.04	0.11	0.34	50.3	0.58	對一香豆酸
南瓜籽 pumpkin seeds	162	2.6	4.3	6.3	7.4	1.2	0.4	0.1	0.07	0.42	161	0.9	鎂
芝麻 sesame seeds	171	2.1	5.6	6.5	5.3	3.5	1.0	0.66	0.23	1.2	105	0.73	銅、鈣 植物固醇
葵花籽 sunflower seeds	170	1.6	2.8	9.8	6.8	3.1	22.4	0.07	0.23	0.52	106	0.6	維生素 E 硒
胡桃 walnut	196	1.8	2.7	14	4.6	2.0	1.32	0.05	0.16	0.48	47.4	1.0	ω-3 脂肪酸

映蓉博士的健康小叮嚀

沒有對堅果過敏或腎衰竭的人，建議每天將 30 公克的堅果類加入健康飲食的食譜。在中低卡路里的飲食中，堅果還可以幫助減重。

—

魚肝油是從魚的肝提煉出來的油，魚油則是從深海魚的魚肉脂肪所萃取，兩者來源不同，營養成分也大有差異。魚肝油富含油溶性維生素 A、維生素 D，而魚油含 EPA 及 DHA，千萬不要把這兩者混為一談。市售的魚肝油或是魚油保健食品，並不是非吃不可，因為我們可以從日常飲食中得到上述的營養素，攝取過多的魚肝油或魚油，反而會對身體造成傷害。

「魚」做的「油」都一樣？

有一次我演講後，一位朋友拿了一瓶魚肝油給我看，要我幫他評估一下，這瓶魚肝油對他的「血油」高是否有幫助？我剛開始看到畫了一隻深海魚的瓶子時呆了一下，後來才了解這位朋友一直把「魚肝油」和「魚油」搞混，反正都是魚的油，聽人家說有效就去買，沒想到完全弄錯了！

魚肝油、魚油營養大不同！

　　其實真的有很多人搞不清楚魚肝油和魚油的功能，所以，常常買錯這些保健食品。大家實在有必要把這兩種都是從魚身上取出的油弄清楚，以免沒有得到好處，還傷害到身體。

魚油

　　魚油主要是從深海魚類的脂肪提煉出來的，含有 EPA 及 DHA，但此兩者的比例會因為不同的魚類或萃取部位不同而有所差別。而藻類也是魚油主要的來源，但是藻類所含的 DHA 遠比 EPA 來得高。而吃素的的人除了藻類以外，也可以多吃一些亞麻仁籽或是紫蘇籽，因為這些種籽含有高量的 (ω-3) α - 次亞麻油酸，在體內會代謝成 EPA、DPA 和 DHA。

　　EPA 與 DHA 主要的功能不同，所以，在選擇魚油當保健食品時應該注意 EPA 及 DHA 的比例，如果主要是預防心血管疾病的人，應選擇 EPA 含量較高的產品；如果是要保健視力及維持腦細胞功能的人，就要選擇含 DHA 比較高的產品。

　　但是，想要得到魚油的好處，其實並不需要特別買保健食品，我們可以每天吃約 50 公克左右的鯖魚、秋刀魚等小型魚類，直接從飲食中調整一下肉類的攝取比例，少吃一點紅肉。雖然，很多大型的深海魚類所含的魚油量很高，但是，相對而言，重金屬含量也比較高。

　　此外要注意，額外補充太多魚油保健食品，可能會對身體產生一些傷害，例如，有服用抗凝血劑或降血脂藥的人，或是本身是血友病患者，都不適

合吃魚油這種保健食品。因為魚油會讓血液更無法凝固，受傷時可能會有大出血的危險。還有，我也不太贊成孕婦為了寶寶的聰明，在懷孕時額外補充太多的 DHA，因為，DHA 會影響凝血功能，萬一生產過程中流血不止，會有生命危險。總之，由天然的深海魚肉來的魚油安全又健康，應該多吃魚肉來取代保健食品。

魚肝油

　　魚肝油不是魚油，是從魚的肝臟提煉出來的，含有豐富的維生素 A 及維生素 D。維生素 A 有助於視力，避免夜盲症的發生；而維生素 D 能幫助鈣的吸收，有助於骨骼的發展、提高免疫力等。但是這兩種維生素屬於「油溶性」的，若長期食用過多，非常容易累積在體內，會有中毒的現象。尤其是長期吃大量的維生素 A，會對肝臟、骨骼及眼睛造成傷害，因此，我建議大家若要補充維生素 A，應多吃一些含有 β- 胡蘿蔔素的蔬果，如胡蘿蔔、番薯、南瓜、芒果及深綠色蔬菜等，這些蔬果所含的 β- 胡蘿蔔素會在身體裡轉成維生素 A，透過這種方式所獲得的維生素 A 沒有中毒的危險。至於維生素 D 的補充，大家每天只要在溫和的陽光下曝曬 15 分鐘，就可以獲得每日維生素 D 需要量的八成左右。因此，魚肝油並不是必要補充的保健食品，尤其把魚肝油做成美味可口的糖果更是有潛在的危險，小朋友會不由自主的吃很多，還有中毒的可能。

　　綜觀以上，大家要弄清楚魚油和魚肝油是完全不同的，功能也完全不同，下次不要看到「魚」和「油」兩字，就以為是相同的東西。

延伸閱讀

何謂 EPA 及 DHA ？

1.EPA(二十碳五烯酸，eicosapentaenoic acid)

這種存在於魚油中的多元不飽和脂肪酸，主要能降低三酸甘油酯、防止動脈硬化，以及預防心血管疾病；但是研究發現，吃 EPA 並不會降低膽固醇，所以，如果只是膽固醇高但三酸甘油酯並不高的人，吃 EPA 這種魚油並沒有很大的幫助。此外，EPA 也能降低體內發炎反應的進行，及減緩一些過敏症狀。

2.DHA(二十二碳六烯酸，docosahexaenoic acid)

這種不飽和脂肪酸最主要的功能，是對腦部細胞及視網膜的發展非常重要，因為，DHA 是腦細胞以及視神經細胞組成的重要成分。

魚油及魚肝油特性比較

有效成分	魚油		魚肝油	
	EPA	DHA	維生素 A	維生素 D
來源	深海魚油的脂肪		魚的肝臟	
主要功能	· 降低三酸甘油酯（中性脂肪） · 抗發炎 · 減緩過敏症狀	維持腦細胞完整、有助於視網膜發展	預防夜盲症、幫助細胞的生長與分化	幫助鈣質的吸收
吃太多的危險	· 妨礙凝血 · 免疫功能失調		會對肝臟、骨骼及眼睛造成傷害	嬰兒容易中毒，造成心智障礙、動脈狹窄
避免吃的人	· 正在服用抗凝血劑的人 · 患有血友病的人 · 孕婦要詢問醫師		有時魚肝油以糖果方式呈現，小朋友無法計量，需大人監督食用	
天然的安全來源	· 非素食者： 每天可吃 50 公克鯖魚、秋刀魚這種小型魚類 · 素食者： 多吃一些藻類、亞麻仁籽、紫蘇籽		多吃一些含 β-胡蘿蔔素的蔬果，如胡蘿蔔、番薯、南瓜、芒果及深綠色蔬菜等	每天在溫和的陽光下日曬 15 分鐘

陳睿博士的健康小叮嚀

大家應該多利用天然的食材來補充魚油及魚肝油的有效成分，不需要花冤枉錢去買不對的保健食品。

很多人看到「植物性」的食物，就以為一定比「動物性」的食物健康，尤其是「植物性奶油」更是掛著美麗名詞的殺手，裡面含有的「反式脂肪酸」是罪魁禍首，我們一定要認識什麼是反式脂肪酸酸。

「植物性」奶油比「動物性」奶油好？

幾年前我心血來潮去學烘焙，烘焙班的同學知道我是學營養的，都紛紛向我請教一些營養問題。最讓我印象深刻的是，有一位同學特別跟我說，她知道常常吃奶油對心血管不好，但是偏偏烘焙時要用到很多奶油，所以特別去買「植物性」奶油來用，這樣正確嗎？

⚠ 「植物性」奶油是「傷心」殺手！

我相信不只我那位同學，通常大家看到「植物性」三個字就會覺得比較安心、比較健康！

但是，大家有沒有想過，奶油本來就該是「動物性」的，如果是「植物性」的油脂，到底是哪裡變出來的「奶油」？而且植物性油脂本來就是「液體」，怎麼會變成「固體」的「奶油」？這一切都太不合邏輯了，不是嗎？

其實，這一切都是靠食品加工方式而成的，我們把植物油「氫化」以後，就會讓液體油變成固體油，讓它看起來像「奶油」，所以，就稱「植物性奶油」了。但這種氫化的油脂含有一種「傷心殺手」──反式脂肪酸，會對健康造成很大的影響！

「反式脂肪酸」對人體的影響？

在天然的食物中，大概只有牛油、乳製品含有少許的反式脂肪酸；人體不需要反式脂肪酸來進行任何生理功能。

在早期的研究中，多把焦點放在飽和脂肪酸及不飽和脂肪酸對血脂質的影響，發現攝取過量的飽和脂肪酸會增加血中「低密度脂蛋白─膽固醇」（LDL-C）濃度，進而增加罹患冠狀動脈心臟病（CHD）的風險，故建議大家飲食中以單元不飽和脂肪酸及多元不飽和脂肪酸來取代飲食中部分的飽和脂肪酸，以降低血中低密度脂蛋白─膽固醇濃度及冠狀動脈心臟病的風險。

直到 1990 年起，反式脂肪酸對人體健康負面的影響受到重視，許多代謝研究發現反式脂肪酸的攝取會增加血中低密度脂蛋白─膽固醇濃度，也會降低血中「高密度脂蛋白─膽固醇」（HDL-C）濃度；甚至發現反式脂

肪酸對於血液中 LDL-C/HDL-C 比值升高的影響超過飽和脂肪酸。也有許多流行病學研究發現，反式脂肪酸的攝取量與冠狀動脈心臟病的發生有密切關係，加上由代謝研究及流行病學的研究結果顯示，反式脂肪酸的確對人體的健康有負面的影響，大家才不得不正視反式脂肪酸存在我們日常飲食中的事實。

世界衛生組織建議每天反式脂肪酸攝取量不應超過總熱量的 1%，以一個每日消耗 2000 大卡的成人而言，這個量相當於每天攝取不超過 2.2 克反式脂肪酸，建議民眾反式脂肪酸含量太高的食品，都應減少選購或避免攝食。因為，反式脂肪酸並非人體所需要的營養素，因此，反式脂肪酸的攝取量應以「越少越好」為原則。

很多業者用了人造奶油、烤酥油，也只是在成分中標示「植物性油脂」，所以消費者無從知道產品中有無含人造奶油或烤酥油。而且，政府規訂每 100 公克之固體（半固體）或每 100 毫升之液體所含反式脂肪酸不超過 0.3 公克的食品，反式脂肪酸可以標示為「0」。換句話說，標示為「0」的食物，不見得就真的不含反式脂肪酸，所以，當你不節制的亂吃加工食品，可能就不知不覺吃進不少反式脂肪酸！目前食藥署僅規定包裝食品要標示反式脂肪酸含量，散裝食品則成漏網之魚，如散裝的甜甜圈、夜市麵包、鹽酥雞、臭豆腐等，民眾無從防範，建議少吃。

因此，「多吃天然的食物、少吃加工食品」是減少攝取反式脂肪酸的最高指導原則。此外，也呼籲食品業者應改變製程，移除油脂中經部分氫化所產生的反式脂肪酸，除了製造出美味口感佳的食品外，正視消費者的健康應是所有食品業者的共同使命。

延伸閱讀

何謂「反式脂肪酸」？

　　一般存在油脂中的不飽和脂肪酸（unsaturated fatty acid），多以「順式」（cis form）的結構存在。所謂「順式」，即雙鍵兩旁的氫原子位在碳鍊的同一邊，而反式脂肪酸則是雙鍵兩旁的氫原子位在碳鍊的兩側（如下圖）。

Trans Fat

(i.e., trans fatty acids)

H

|

-C=C-

　　　|

　　H

一般飲食中含反式脂肪酸的主要兩個來源：

① 蔬菜油經「部分氫化」而形成的反式脂肪酸

　　在蔬菜油中具有較高含量的不飽和脂肪酸，其穩定度較低，食品業者為了提高油脂的穩定度、可塑性，並提高烹飪時的實用性，以「部分氫化」來增加油脂的飽和度。最常見的為人造奶油（margarine）及烤酥油（shortening），由於這些油脂具有天然奶油的風味，用途廣泛，最重要的是，價格比天然奶油低很多，因此大受業者的喜愛。目前多用於烘焙食品、炸薯條及速食等。

　　雖然人造奶油及烤酥油等油脂保留了天然奶油的風味，並強調無膽固醇，但是在其部分氫化的過程中，卻有反式脂肪酸的產生。

反芻類動物腸內細菌可合成反式脂肪酸

反芻類動物的腸內細菌會合成反式脂肪酸，所以，亦可以在牛油、乳製品中發現少量的反式脂肪酸。這一類的反式脂肪酸反而有健康上的益處，如共軛亞麻油酸（Conjugated Linoleic Acid, CLA）。 因此，我並不會特別推薦要喝低脂或零脂牛奶，全脂乳反而可以獲得共軛亞麻油酸（CLA）的好處。

植物油和植物性奶油不一樣，植物油為液體，不含反式脂肪酸，植物性奶油為固體，有些會含反式脂肪酸。因此，植物性奶油不見得比奶油健康。購買前要看清楚營養標示中是否含有反式脂肪酸。

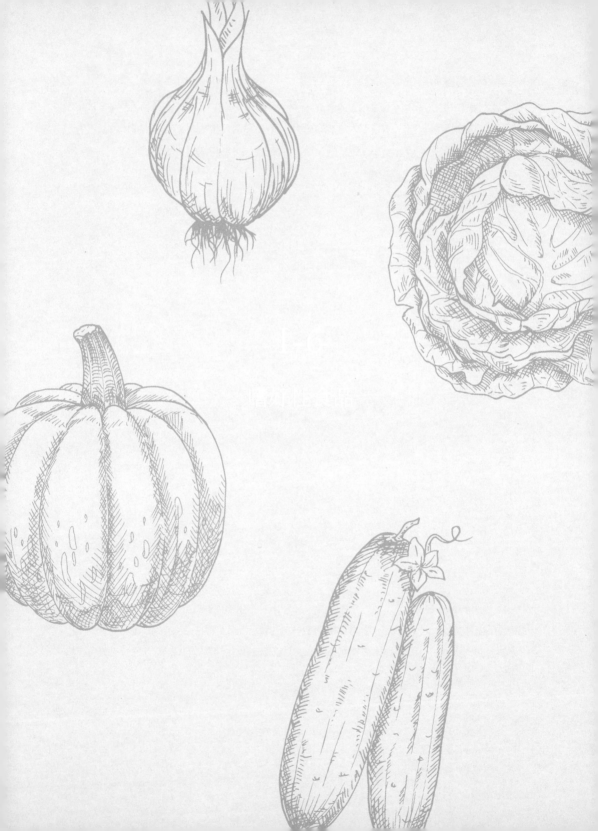

一

喝咖啡對健康的影響各有優劣，攝取過量的咖啡會對身體造成諸多不良影響，例如：不容易入睡、傷胃、增加膽固醇、容易阻斷鐵質吸收，以及提高罹患骨質疏鬆的機率。但如果飲用得當，每天喝適量的咖啡，其實可以降低罹患阿茲海默症、巴金森氏症的機率，並減少膽結石和脂肪肝的發生。

再忙，也要喝杯咖啡？

　　咖啡是很多人無法一天不喝的飲料，但也有人視它為健康的毒藥，所以，如果要討論咖啡的好壞這個話題，大概可以辦一場辯論大賽，一天一夜都辯論不完。記得以前我在研究所念書時，就常常聞到從教授辦公室傳來香濃的咖啡香，我們一群學營養的師徒們，也常常在咖啡香中討論各種營養話題。這畫面會很諷刺嗎？大家會認為學營養的人不應該喝咖啡嗎？其

實，咖啡真的對健康正反兩面的影響都有，必須視自己的健康狀況適量飲用。

⊙ 喝對咖啡才是享受！

咖啡真是一個讓人又愛又怕的飲料，濃郁的香味是一種無法阻止的誘惑，但是，根據各種研究的統計結果發現，一般咖啡店所供應的滴煮式咖啡，一杯 230c.c. 約含 85 毫克咖啡因（每一家會依咖啡濃度不同而增減）。基本上，一天最好不要攝取超過 300 毫克的咖啡因。而且，我建議除非必要，盡量不要喝低咖啡因的咖啡，因為在去除咖啡因時，必須要用有機溶劑抽除，所以，低咖啡因的咖啡多少會有殘存一些影響身體健康的有機溶劑。有些孕婦為了不喝到咖啡因，而點低咖啡因的咖啡，反而有喝進有機溶劑的風險。不過，後來食品工業多用超臨界萃取法，有機溶劑殘留疑慮就下降很多。此外，有些即溶咖啡是用綠豆烘烤，再加入咖啡風味的香料、奶精調製而成，喝下這樣的「咖啡」，也得不到咖啡的好處。

讓人又愛又恨的咖啡

我們現在就來看一下咖啡的真面目。

很多人對咖啡所含的物質，第一個想到的就是咖啡因，其實咖啡豆所含的物質相當多，所以咖啡對健康影響的面向，不只局限在咖啡因的範疇。以下我們針對身體各部位來探討咖啡對身體的優缺點：

對頭部及腦部的影響

【優點】

　減少阿茲海默症：許多研究發現，每天喝 2 ～ 5 杯咖啡的人，比每天不喝咖啡或是每天喝少於 1 杯的人，年老後較不容易得阿茲海默症。

　增強認知的能力：根據研究，如果老年人能固定喝咖啡，可以增加認知能力及短期記憶力。

　減少巴金森氏症的風險：研究結果顯示，有固定喝咖啡習慣的人，在年老之後得巴金森氏症的機會比較小。

　減輕頭痛：咖啡因有止痛的效果，可以減輕偏頭痛及頭痛的症狀。

【缺點】

造成焦躁、睡眠障礙。

有些人喝過多的咖啡會有焦躁、不安、無法入睡的症狀。

對肝膽的影響

【優點】

　減少脂肪肝的情形：有一些研究發現，喝咖啡的人能減少脂肪肝的發生，尤其是對因喝酒所引發的脂肪肝特別有預防效果。

　減少膽結石機率：研究顯示每天若喝 2 ～ 3 杯咖啡，比從來不喝咖啡的人得到膽結石的機率少 40％。但喝低咖啡因的人，罹患膽結石的機率沒有降低。

【缺點】

目前無發現。

對心血管的影響

【優點】

減少女性心肌梗塞的機率。

西班牙有一個超過 20 年的研究，從觀察喝咖啡造成的影響來看，發現女性每天飲用 2～3 杯的咖啡，能降低心肌梗塞死亡率約 25％。

【缺點】

增加膽固醇：咖啡豆裡含有咖啡油醇（cafesterol）這種化合物，會增加人體的膽固醇，尤其對女性的影響特別大。一般的咖啡如果直接用機器煮而沒有使用濾紙過濾，容易含有咖啡油醇；如果咖啡煮完再用濾紙過濾處理，則會去除絕大部分的咖啡油醇，減少增加膽固醇的危險。所以建議咖啡要用濾紙過濾。

增加貧血的危險：有人習慣飯後馬上來一杯咖啡，這樣很容易阻礙餐中的鐵質吸收，而造成缺鐵性貧血，最好餐後 1～2 個小時再喝咖啡。

對腸胃道的影響

【優點】

可以幫助排便。

咖啡是一個幫助腸子蠕動很好的物質，排便不順時，可以試著喝一點黑咖啡，很快會有便意，能解除便祕現象。

【缺點】

有時容易傷胃。

咖啡容易對胃腸的黏膜有傷害，建議不要空腹喝咖啡。如果有胃炎、胃潰瘍或十二指腸潰瘍應停止喝咖啡。

對代謝的影響

【優點】

具有降低糖尿病的風險。

每天固定喝咖啡的人，能降低罹患第二型糖尿病的風險。

對婦女的影響

【缺點】

增加骨質疏鬆的風險：喝咖啡對停經後的婦女骨質密度影響比較大，停經後婦女喝大量咖啡會增加骨質疏鬆症的危險，建議停經後婦女喝咖啡時，每天以 2 杯為限，而且喝咖啡時最好要加牛奶（不是加奶精或奶油球）。

增加早產的風險：研究發現，咖啡攝取量越多，懷孕婦女早產的機率越高，因此懷孕婦女最好不要喝咖啡，若真的要喝，以 1 杯淺嚐即止。

延伸閱讀

咖啡的優缺點

影響的部位	優點	缺點	彌補缺點的方法
頭部及腦部	· 減少患阿茲海默症風險 · 增強認知能力 · 減少患巴金森氏症風險 · 減輕頭痛	· 焦躁、睡眠障礙	避免在睡前喝咖啡

肝膽	· 減少脂肪肝的情形 · 減少膽結石機率	目前無	· 用濾紙過濾咖啡，去除增加膽固醇的物質 · 不要飯後馬上喝咖啡
心血管	· 減少女性心肌梗塞	· 增加膽固醇 · 增加貧血的危險	
腸胃道	· 幫助排便	· 容易傷胃	有胃炎、胃潰瘍、十二指腸潰瘍者不能喝咖啡
代謝	· 降低糖尿病的風險	· 見前文	
婦女健康	· 見前文	· 增加停經婦女骨質疏鬆的風險 · 增加早產的風險	· 停經婦女喝咖啡要加牛奶 · 懷孕的婦女最好不要喝咖啡

各種咖啡的咖啡因含量（此為參考值，每家咖啡濃度不一）

種類	咖啡因含量 (mg)	一份的量
一般連鎖店的大杯美式咖啡	707	480 ml
一般連鎖店的中杯美式咖啡	530	360 ml
濃縮咖啡	154	100 ml
一般市售罐裝咖啡	400～500	240 ml
即溶咖啡	60～100	200 ml

＊更多咖啡因含量資訊可查： https://cspinet.org/eating-healthy/ingredients-of-concern/caffeine-chart

映慧博士的健康小叮嚀

1. 每個人應依自己的身體狀況來飲用咖啡，學習查詢或詢問經常飲用咖啡的咖啡因含量，每天以不超過 300 毫克的咖啡因最為安全。
2. 不管喝哪一種咖啡，建議先以濾紙過濾，可以過濾掉增加膽固醇的物質。
3. 飯後不要馬上喝咖啡以免影響鐵質吸收，長期造成貧血。
4. 停經後婦女如要飲用咖啡，建議在咖啡中加牛奶。

就營養成分來看，燕窩主要含有豐富的膠原蛋白，但缺少更多的科學文獻研究，加上不肖廠商為了燕窩的賣相，逕自漂白、煮沸，既破壞營養，也造成假貨充斥。白木耳是一種膠質菇類，有豐富的膳食纖維以及多醣體，經科學證明，能增強免疫力、保健腸道、降低膽固醇、穩定血糖和養顏美容！若以白木耳替代燕窩，不但口感接近，且價格親民許多！

價格高貴，價值就珍貴？

　　逢年過節，很多人送禮給家裡的老人家，其中常見的就是燕窩禮盒，父親拿給我看，要我鑑定一下，可不可以吃？對身體是不是有幫助？首先，我當然要「神農嚐百草」先喝一瓶，沒想到，我第一個反應是：哇！好甜啊！還好父親沒有糖尿病，否則血糖馬上就飆高了！接著，我還要負責分辨燕窩的真假，說真的，我一點把握也沒有。前幾年台北市衛生局抽查市

售燕窩，發現有六成燕窩是假的，成分由海藻酸鈉、豬皮、洋菜或白木耳所組成。甚至連販售燕窩的業者都承認，一般人要用肉眼辨識真假很困難。所以，我們吃進的燕窩到底是真的，還是假的？！

！白木耳取代燕窩更養生！

吃燕窩是東方人特殊的養身方式，根據《本草綱目》記載，燕窩入肺生氣、入腎滋水、入胃補脾、補而不燥等。但是，現在的科學文獻對燕窩的研究實在太少，由燕窩的營養成分來看，也實在看不出它優於其他的蛋白質食物。如果說燕窩的膠原蛋白豐富，其實像魚皮、雞爪、牛筋等也有不輸燕窩的效果；再由環保觀念來看，把燕子的巢拿來吃，似乎對燕子們不是很友善；尤其有些商家為了讓燕窩賣相好看，常會加一些漂白的化學藥物，因此，在漂白、煮沸的處理過程中，就算原來燕窩裡真的有什麼特殊的保健成分，可能也已經被破壞了。最重要的是，花了那麼多錢買的燕窩到底是真是假都不知道，如何保健身體？

反倒是有些中醫師與營養師建議用白木耳替代燕窩。或許有些人覺得真是天差地遠，怎麼可以拿來相比？但是，目前有非常多的科學文獻證明木耳的保健功效不比燕窩差。白木耳又稱「銀耳」，燉煮之後的口感與燕窩相去不遠，而且白木耳沒有真假的顧慮，更沒有環保或宗教上的問題，或許我們應該多花點時間認識白木耳，了解一下這個高貴不貴的「平民燕窩」。

增強免疫能力

白木耳富含多醣體，尤其是 β-(1-3)- 葡聚醣能刺激淋巴細胞轉化，增強巨噬細胞的吞噬能力，促進抗體形成，提高機體的免疫功能。

保健腸道

白木耳是一種膠質菇類，含有豐富的膳食纖維、多醣體，目前也有研究單位萃取出白木耳特殊的多醣體，發現其在動物實驗中扮演腸道益生菌 (prebiotics) 的角色，讓腸道的好菌生長比較良好，並抑制腸道壞菌的生長，具有保健腸道的功能。而且木耳的膳食纖維對排便的調整有雙向保護，便祕的人吃了會通便，拉肚子的人吃了則能改善腹瀉的情形。

降低膽固醇、穩定血糖

豐富的膳食纖維能降低食物的膽固醇、糖分被腸道吸收，以降低血液中的膽固醇及穩定血糖。

養顏美容

白木耳含有特殊的膠質，常吃可以補充我們皮膚流失的膠質，增加皮膚的保水度。

總之，燕窩是長久流傳下來的保健聖品，我不否認燕窩或許有它的保健功效，但是，因為假貨太多、價錢太貴、不夠環保、目前的科學研究也太少等因素，我寧可選擇價格親民、又與燕窩口感相似的食材——白木耳。雖然，在某些燕窩信仰者的心中，白木耳是無法取代燕窩，但是，透過研究結果證明，白木耳的確是不錯的養生食材。

延伸閱讀

燕窩 VS. 白木耳營養分析

種類	燕窩（100 克）	白木耳（100 克）
熱量 (Kcal)	18	35
水分 (g)	95	91
粗蛋白 (g)	Tr	0.9
粗脂肪 (g)	0	0.3
碳水化合物 (g)	4.6	7.7
粗纖維 (g)	Tr	0.9
膳食纖維 (g)	2.5	6.5
灰分 (g)	0	0.3
膽固醇 (mg)	0	0
維生素 A(RE)	0.01	0
維生素 B_1(mg)	0	0
維生素 B_2(mg)	Tr	—
菸鹼酸 (mg)	Tr	0.5
維生素 B_6(mg)	Tr	
維生素 B_{12}(mg)	0	—
維生素 C(mg)	0.9	0
鈉 (mg)	3	28
鉀 (mg)	2	40
鈣 (mg)	131	33

鎂 (mg)	33	15
磷 (mg)	1	17
鐵 (mg)	0.2	1.1
鋅 (mg)	0.1	0.1
優點	古代帝王保養聖品	1. 價錢便宜 2. 假貨少 3. 素食可用 4. 現代科學研究很多
缺點	1. 價錢昂貴 2. 假貨太多 3. 不環保 4. 科學研究很少	無
選購、食用注意事項	找有信譽的店家購買，以免買到假貨	1. 木耳不可新鮮食用，新鮮木耳可能會引起皮膚光過敏，需買乾貨再煮食。 2. 不要購買太白的白木耳，太白者多為漂白成品。

＊ Tr 指僅有微量，或因小數點進位結果或為零。

映嵐博士的健康小叮嚀

已經有許多科學研究證實白木耳的保健功效，不妨以平價木耳取代昂貴的燕窩。

3

雞精比雞湯營養嗎？

—

雞精和雞湯都含有較豐富的游離胺基酸，兩者都是動物性高普林的食品；前者經過處理，膽固醇較低，後者的膽固醇比較高，也較多脂肪。懷孕的媽媽或是精神不濟的人，都可以喝雞湯或雞精得到營養；但像高血壓、痛風、腎臟病的人，就不能隨意喝雞精，需經由醫師或營養師評估才能飲用。

? 喝雞湯？喝雞精？吃雞肉？誰最補？

　　國人的飲食習慣中，如果身體有任何需要「補」的地方，燉雞湯一定是首選；在以前農業時代，如果遇到親朋好友有人生病，燉上一鍋雞湯絕對是最大的愛心與關懷，而現代人沒時間燉雞湯，就送上一盒雞精以示關切。無論是雞湯或雞精，是不是真的適合每種病人？如果沒病的人要養身，到底是雞湯好，還是雞精好？而吃雞肉和喝雞湯，效果又有何不同呢？

⚠ 吃進雞肉真正的營養

先說雞肉好了，雞肉是很好的蛋白質來源，而且雞肉也是最容易把油脂與瘦肉分開的肉類，但是，雞肉和其他的肉類一樣，必須經過腸胃道消化，變成小分子的胺基酸才能被身體吸收；這對於腸胃道無法正常運作或是希望快速恢復體力的病人來說，吃雞肉補身的效果會比較慢。

如果經由長時間的燉煮，雞湯中就含有許多從雞肉游離出來的胺基酸，身體可以較不費力的吸收到胺基酸，可以迅速補充體力，要是用全雞去燉，也會順帶把雞的油脂全部燉出來，當然同時也有膽固醇。所以，若要燉雞湯補身，建議要先把整隻雞的皮去掉再燉，不然就是把雞湯燉好後放入冰箱，等油脂凝固後直接去除。不過不是高膽固醇體質的人，身體會自動調節膽固醇的合成，因此，燉雞也不見得要先去雞皮。

每個人都適合喝雞精嗎？

如果本身膽固醇過高或是沒有時間燉雞湯，雞精倒是可以考慮的選擇。目前的雞精都已經過處理不含膽固醇，但不代表每個人都適合飲用。所以，當要拿雞精來送禮時，應該先了解對方的身體狀況是否適合。以下這些人喝雞精就要特別注意：

◯ 高血壓的人

因為雞精是長時間燉煮濃縮的飲品，含鈉量比較高，一般市面上的雞精每一瓶的鈉含量約 35 ～ 170 毫克，我建議高血壓患者如果要喝雞精，一定要看「營養標示」中的「鈉」含量，選擇含鈉量比較低的產品。

雖然有一些研究發現雞精可以抵抗高血壓，但是這方面的研究證據還不夠充足，所以，建議血壓高的人，一天以一瓶雞精為限。

(2) 有慢性腎臟病的人

雞精含有大量的鉀離子，腎臟病患者排除鉀離子有障礙，若腎臟功能不佳的人，常常飲用雞精來補身體，可能會造成血鉀過高，嚴重者心跳會停止！所以，如果自己的家人或朋友是腎臟病患者，千萬不要送他們雞精，反而會害了他們。

(3) 有痛風或高尿酸的人

雞精是我們所說的典型「動物性高普林」食品，其實，不只是雞精，自己燉的雞湯、肉汁等經過濃縮的肉湯都含有高普林，高尿酸、痛風患者要忌口。很多人不知道雞精不能喝，想要補一下身體，沒想到痛風馬上發作。順便一提，除了雞精，蜆精也是痛風的人不能喝的喔！

現在有很多特別針對小朋友設計的雞精產品，其實，小朋友正在成長階段，養成均衡飲食習慣最重要，每天給小朋友一瓶雞精，不如教小朋友每天要喝牛奶、多吃蔬果。尤其是小小孩，腎臟發育還沒有完全，若長期大量喝雞精，過多的鉀離子會造成腎臟過多的負擔。

你累了嗎？來罐雞精吧！

但話說回來，無論是雞精或是雞湯，一定有它的好處，如果沒有高血壓、腎臟病、痛風等病症，以下這些人是可以送他們雞精當補品的：

(1) 產後要哺乳的媽媽

無論是雞湯或是雞精，對於媽媽「發奶」非常有幫助，近來也有研究發現，如果媽媽喝雞精，會讓母乳的品質更好，所以，雞精是送親朋好友產

後的好禮品。

長期疲勞、用腦過度的人

因為雞精含有許多游離的胺基酸，可以快速被人體吸收，促進身體的新陳代謝，讓精神好一點。有研究顯示，雞精能改善精神疲勞，幫助注意力集中；所以，長期用腦的上班族或是應付考試的考生，可以適度地飲用雞精。

雞精雖然有它的功效，但無論是一般人或是生病的人，絕不可以把雞精當作營養的來源，要論營養成分，一杯牛乳的營養絕對勝過一罐雞精，只是雞精有較豐富的游離胺基酸利於人體吸收，只能做為輔助的食品。基本上，雞精的功效絕對不會比雞湯差，只是風味與愛心還是比不上雞湯好。

延伸閱讀

100 公克雞精的主要營養及分析

熱量 (kcal)	34	雞精的熱量不高，不需要考慮太補造成肥胖的問題
水分 (g)	91	雞精大多是水分
粗蛋白 (g)	8.6	雖然雞精所含蛋白質不多，但多是游離胺基酸，人體能快速吸收。
粗脂肪 (g)	—	—
碳水化合物 (g)	—	—
膽固醇 (mg)	0	市售雞精都不含膽固醇，比自己燉的雞湯更清淡，不需擔心膽固醇過高的問題。
菸鹼素 (mg)	4.28	雞精所含的菸鹼素含量相當高，每一瓶雞精所提供的菸鹼素約人體需要量的 1/3，而菸鹼素是人體代謝非常重要的輔酶，是加速代謝非常重要的因子，這也是為何喝雞精會覺得精神比較好的原因。
鈉 (mg)	86	不同的雞精含鈉量不同，建議選擇含鈉量較低的產品，尤其是有高血壓的人，更應該慎選雞精。
鉀 (mg)	184	雞精所含的鉀離子含量很高，有腎臟病的人不要喝雞精。

※ 不同的雞精營養成分不同，以實際產品標示為主。

映蓉博士的健康小叮嚀

有高血壓、痛風、腎臟病的人不能隨意喝雞精，需經由醫師或營養師評估許可後才能飲用。

4

綠茶比紅茶健康？

—

茶是我們日常生活中不能缺少的飲料，便利商店裡有滿滿整櫃的茶飲，珍珠奶茶店也是到處林立。但是很少人知道各種茶是怎麼製造出來的？到底哪一種茶比較好呢？紅茶與綠茶的功效又有何不同呢？

? 茶裡誰是王？

有一回和以前的同事聚餐，大家一起去吃飲茶，服務生一上來就問：「要喝烏龍？香片？普洱？菊花？……」大家一陣我看你，你看我，不知道要選什麼？後來就推派我決定要喝哪一種茶，接著又開始討論一堆有關於茶的問題：是綠茶好還是紅茶好？那日本煎茶呢？聽說普洱茶也不錯？

⚠ 「茶」清楚，才健康！

　　其實關於茶的問題實在是一籮筐，每個地方喜歡喝的茶也不一樣。以頗受歡迎的普洱茶為例，就是一種有別於綠茶、包種茶或紅茶的茶類，它是將綠茶經過微生物「黴菌」發酵而得的「後發酵茶」，因此有一種略帶霉味的香氣，日本學者也曾發現，普洱茶可降低母老鼠血漿中的三酸甘油酯和膽固醇，但對其作用機制尚不明瞭。

茶的保健功效

・茶葉中兒茶素的主要保健功效

① 超級抗氧化高手

　　茶葉中有一種兒茶素也是類黃酮素的一員，是茶葉中的主要多酚類，兒茶素類的主要成分有四種，分別為 EGC（epigallocatechin）、EC（epicatechin）、EGCg（epigallocatechin gallate）和 ECg（epicatechin gallate），茶葉中以 EGCg 的含量最多，也是抗氧化能力最強的兒茶素。EGCg 的抗氧化能力相當於維生素 C 及維生素 E 的 25 ～ 100 倍。以一杯綠茶為例，它的抗氧化能力高於一份花椰菜、一份菠菜或一份草莓。但也不是每種茶的抗氧化能力都這麼好，綠茶的抗氧化能力優於紅茶 6 倍之高，因為茶葉中的兒茶素會隨著發酵過程被氧化掉，所以，發酵越久的茶，兒茶素越少。所以喝綠茶是獲得兒茶素的好方法。

② 抑菌抗病毒

　　當我們遭到細菌或病毒感染時，細菌或病毒會想辦法附著在正常細胞上，進一步分裂、分泌一些毒素，使我們的健康細胞生病。兒茶素能夠阻

止細菌或病毒附著在健康細胞上，而且還能破壞細菌分泌的毒性蛋白質，能抵抗細菌及病毒，保護我們的細胞。

降低血糖

兒茶素經研究證實可抑制腸道內澱粉分解酵素的活性，降低腸道吸收葡萄糖的速度，因此能減緩飯後血糖上升的程度。也有研究指出，綠茶和兒茶素可強化胰島素的作用，幫助血糖進入細胞中被利用，不會滯留在血液中形成高血糖，因此，兒茶素對血糖的調控有幫助。

降低血脂質及膽固醇

不論是人體研究或是動物實驗都發現，兒茶素的確能降低血中的三酸甘油酯及總體膽固醇含量。也有人體研究發現，若連續喝六週的烏龍茶，不但可以降低血脂肪濃度，還能增加好膽固醇（HDL-cholesterol）的濃度。平時喝喝綠茶，吃一些含兒茶素的水果，是預防心血管疾病的好方法。

茶葉的兒茶素（catechins）與咖啡因

茶葉中也含有咖啡因，但是，茶葉中的兒茶素會抑制咖啡因在胃部被吸收，使咖啡因的壞處無法在身體內發揮，雖然有些茶的咖啡因比咖啡還高，但因為有兒茶素的存在，使我們不覺得茶中的咖啡因很強。而發酵越久的茶，兒茶素的含量越少，所以咖啡因的作用越強。如果要得到兒茶素的好處，綠茶是優於紅茶的。

紅茶中的茶黃素

雖然紅茶中的兒茶素因發酵減少，但有研究發現紅茶中的茶黃素（theaflavins）也具有抗病毒的效果，但紅茶中茶黃素的含量並不高。

● 奶茶有保健功效嗎？

另外，像奶茶是不是仍具有茶的好處呢？其實牛奶中的酪蛋白 (casien) 會中和茶葉中兒茶素的有效成分，並削弱茶葉的各項保健功效。這個研究報告算是給奶茶愛用者一大打擊，以後奶茶只能算是一種嗜好性飲料而已，若要靠茶類提供保護心血管的功效，盡量不要放入牛奶。

延伸閱讀

認識不同茶葉類型的特性

從茶樹上長出的綠色葉子，是如何變成香氣濃郁的茶葉呢？基本上，依茶葉的製作方式大致可分為以下四種：

1. 不發酵茶：這種茶是採摘下的鮮葉先經過攤平，使其水分散失後，葉質變得柔軟，就是所謂萎凋的過程；再經過殺青、揉捻，最後乾燥。這一類不發酵茶就是所有的綠茶：包括龍井、日本煎茶。

2. 半發酵茶：這種茶是由生葉經過日光萎凋步驟，在室內靜置及攪拌，之後再炒菁、揉捻、乾燥。它的製作重點是在「攪拌 (做青)」的步驟，做青是將適度萎凋的葉片放在竹篩裡，來回篩動，使茶葉與茶葉之間彼此碰撞摩擦，這種操作又稱「碰青」，其實就是發酵的過程。茶葉在反覆碰撞之後，葉的邊緣因碰撞而受傷，進而促進茶葉邊緣的霉性氧化作用，形成中青偏紅的狀態，做青完就立即以鍋炒殺青，迅速制止霉性氧化。這一類依據發酵的程度又可分為文山包種茶、凍頂烏龍、鐵觀音茶、東方美人茶等。

3. 全發酵茶：這種茶也是經由青茶，然後經過萎凋、揉捻，最重要的是「發酵」，然後乾燥。這種全發酵過程做出來的茶就是紅茶。

4. 後發酵茶：這種茶是將茶青經炒菁、揉捻、乾燥等手續後，堆置在倉庫中進行「渥堆」，使茶葉內的多酚類化合物氧化，其氧化可分自動氧化、酵素性氧化、麴菌氧化等三種不同方式。 普洱茶就是標準的後發酵茶。

茶的營養分析

製茶方式	茶的種類	發酵程度	兒茶素含量*
不發酵茶	綠茶	0	100%
半發酵茶	文山包種茶	8～12%	88%～92%
	凍頂烏龍茶	15～25%	75%～85%
	鐵觀音茶	15～30%	70%～85%
	東方美人茶	45～50%	50%～55%
全發酵茶	紅茶	80～90%	10%～20%

* 以綠茶中的兒茶素為比較基準：100%

吳營博士的健康小叮嚀

1. 茶會傷害人體吸收鐵質的能力，如果有貧血的毛病，進餐時最好避免喝茶。
2. 由於普洱茶陳放多年，有時因存放的條件不佳而菌數相當高，建議沖泡普洱茶時應用煮開的滾水才能殺菌，只用熱水沖泡是不夠的。

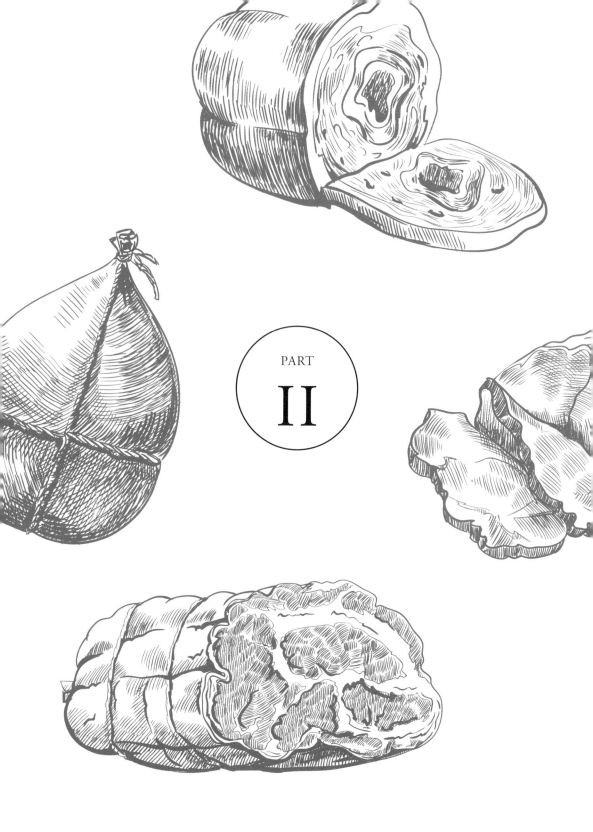

PART

II

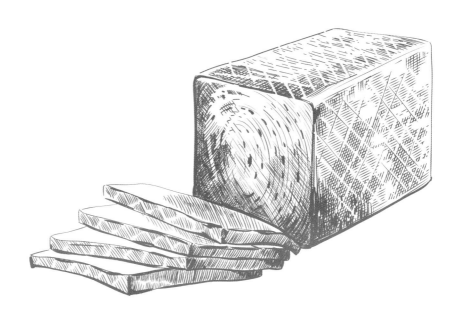

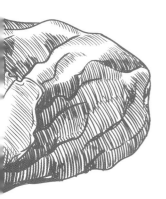

營養學博士的
身心療癒提案

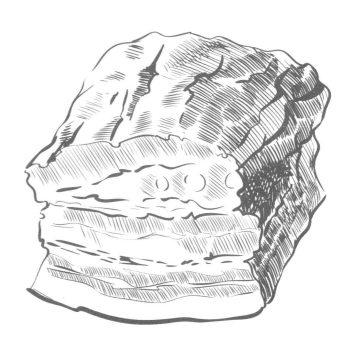

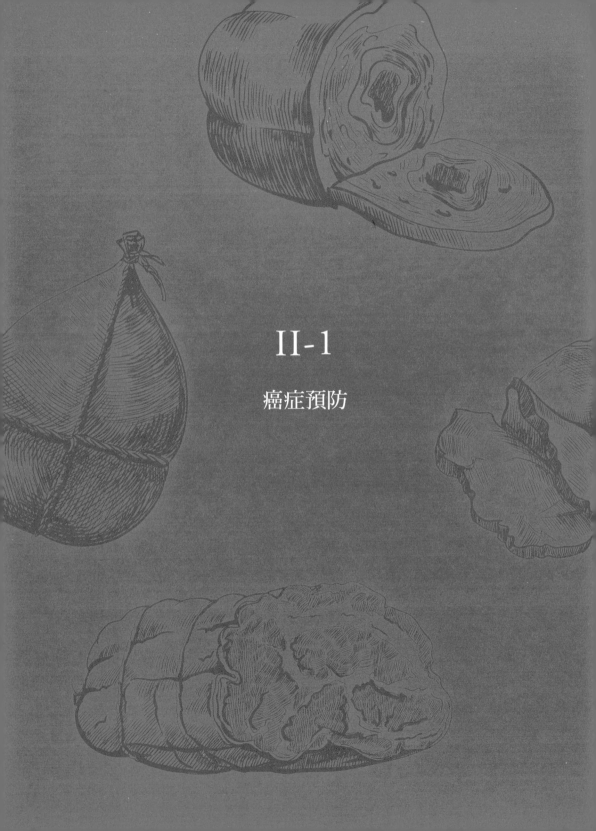

II-1

癌症預防

1

吃紅肉
比較不健康？

—

人體每日所需的蛋白質，依每個人的體重而有所
不同，動物性蛋白質和植物性蛋白質各占一半，
而紅肉是歸類於動物性蛋白質，所占比例是每日
蛋白質攝取量的 1/6。牛肉是高鐵的紅肉，但因
為牛肉含有高飽和脂肪酸，若長期超出應該攝取
的份量，容易造成心血管的負擔，演變成心血管
疾病。建議還是從含有不飽和脂肪酸的白肉類
食物，來攝取蛋白質為佳。

? 大啖牛排才划算？

我家附近有一家知名牛排連鎖餐廳，服務品質很棒，口味也很不錯，唯
一缺點是牛排的份量給太多，大家一定覺得我很奇怪，牛排的份量越多不
是越好？不是更物超所值，賺到了？其實在我看來，他們的牛排每一份的
量最好減成 1/3，當然價錢也應該減成 1/3。這不是牛排太貴的問題，而是，
我們的身體一下子吃進那麼多動物性蛋白，實在是一種負擔！

! 大口吃肉，吃掉了健康！

2015 年，世界衛生組織（WHO）宣布將加工肉品如香腸、火腿等列為第一級致癌物，牛、豬、羊等紅肉列為 2A 級致癌物。還有一項美國長達 10 年的大規模調查，針對 50 萬人中老年人的飲食與死亡率研究，發現如果天天吃 4 盎司的紅肉，未來 10 年內，女性死亡率增加 36％，男性死亡率增加 31％！

4 盎司的紅肉到底有多少？1 盎司的肉大概是我們營養學中術語的「一份」，大約是煮熟後 30 公克的重量，若用目測大約是半個手掌大厚度約 1.5 公分的肉片；所以，一般西餐廳所提供的牛排最少都有 8 盎司，有的還到 10～12 盎司，遠遠超過這個美國研究報告的 4 盎司的量。看來吃大碗不一定占便宜，可能在不知不覺中賠進了健康！

正確攝取蛋白質

我們一天所吃蛋白質食物的量不宜太高，可以用體重來粗略推估，如果 60 公斤的人，建議蛋白質食物可吃「6 份」；50 公斤的人，大約可吃「5 份」蛋白質食物。若你有喝牛奶的話，每喝一杯 240c.c. 的牛奶，還要扣掉 1 份蛋白質食物喔！但年長者通常蛋白質的食物都吃不夠，有增加肌少症的風險。

此外，可以將每天需攝取的蛋白質食物分成兩等份，一等份來自於「植物性蛋白質食物」，如豆類製品及堅果類，另一等份才留給「動物性蛋白質食物」，如牛、羊、豬、雞、鴨、魚和蛋等。這裡要特別提醒大家，「動物性蛋白質食物」又可以分成白肉、紅肉、蛋類及奶類，建議大家紅肉的

攝取量不要超過「動物性蛋白質食物」的一半。所以，以一位 60 公斤的人為例子，建議每天吃 6 份蛋白質食物，其中「紅肉」不要超過 1.5 份 (約 45 公克)。

每天建議蛋白質食物攝取來源分配圖

1/2 份植物性蛋白質食物。如：豆類、豆製品及堅果類。	1/6 份「紅肉類」動物性蛋白質食物。如：牛肉、豬肉、羊肉等
	1/6 份「白肉類」動物性蛋白質食物。如：魚、海鮮類、家禽類等
	1/6 份蛋類或奶類。如：雞蛋、鴨蛋、牛奶、羊奶等

延伸閱讀

破解紅肉與白肉的迷思

其實很多人對於「紅肉」及「白肉」的分類有錯誤的概念，例如酸菜白肉鍋裡的白肉是豬肉，但其實豬肉應把它歸類成紅肉才對；而乾煎鮭魚的肉，雖然看起來是紅色的，但我們把它歸類在白肉。有一種比較好記的方式是，把四隻腳哺乳動物的肉歸類於紅肉，其他動物的肉歸類成白肉。基本上紅肉在烹煮前會呈現紅色，那是因為這種肉含有比較多的肌紅蛋白 (myoglobin)，而呈現紅色；而白肉則含較少的肌紅蛋白，所以是白色的。

雖然，紅肉因為含較豐富的肌紅蛋白，含鐵量也較高，但是，紅肉含有較高的飽和脂肪酸，長期大量食用對心血管不好。因此，建議大家如果要藉由紅肉來獲得鐵質，最好是吃瘦的紅肉；而且瘦的牛肉的含鐵量比瘦的豬肉較高。誠如前文所言，吃紅肉會讓未來 10 年的死亡率提高，我們更應節制紅肉的攝取。但是，不可否認紅

肉是不錯的鐵質來源，我們在限制紅肉攝取的狀況下，可以多吃一點含鐵量高的蔬菜，如紅莧菜、紅鳳菜、山芹菜、紫菜，以及一些貝殼類，如牡蠣、蛤蜊或小魚乾等來補足鐵質。

另外，針對白肉的部分，大致上可以分為家禽類及海鮮類，整體而言，白肉的飽和脂肪酸少於紅肉。海鮮類中的深海魚類如鮭魚的脂肪酸比例為飽和脂肪酸：單元不飽和脂肪酸：多元不飽和脂肪酸 =1：2：1，這是非常優秀的脂肪酸比例，對於心血管及免疫能力的調節都有幫助，唯一要注意的是最好能挑選零污染的鮭魚來源，目前坊間有專門幫漁獲做重金屬檢測的專賣店，價錢雖然較貴，但大家吃起來比較安心一點。若吃大型魚類不安心，我推薦大家一星期吃兩三次鯖魚、秋刀魚或沙丁魚等小型魚類。

在此提醒大家，不管吃哪種肉類，烹調方式要特別注意，最不健康的方式就是燒烤及油炸，高溫的方式會使一些胺基酸轉變成致癌物質，因此，盡量用蒸、煮、滷、燉的方式來烹調肉類。此外，加工的肉製品也應該少吃，如香腸、火腿、熱狗、培根、肉乾等都要減少食用。

紅肉與白肉比一比

一份 / 熟食 (30 克)		熱量 (Kcal)	蛋白質 (g)	飽和脂肪酸 (g)	單元不飽和脂肪酸 (g)	多元不飽和脂肪酸 (g)	膽固醇 (mg)	鐵 (mg)
紅肉類	牛肉（五花）	84.9	7.8	2.21	2.63	0.16	27.4	0.72
	牛肉（瘦）	51.8	9.1	0.45	0.60	0.06	19.1	0.75
	豬肉（五花）	113.4	7.4	3.36	4.12	0.71	36.0	0.42
	豬肉（瘦）	64.4	9.0	1.00	1.36	0.26	28.8	0.34
	羊肉（五花）	109.8	6.5	3.90	3.83	0.66	29.5	0.49
	羊肉（瘦）	58.3	8.7	0.84	1.04	0.16	27.4	0.65
白肉類	鱈魚	32.0	7.0	0.03	0.032	0.10	14.0	0.1
	紅鮭魚	66.1	8.4	0.59	1.62	0.74	26.6	0.17
	水漬鮪魚	39.0	7.2	0.24	0.24	0.34	13.0	0.30
	去皮雞胸肉	51.0	9.6	0.30	0.37	0.24	26.3	0.32
	去皮鴨肉	60.3	7.0	1.25	1.11	0.43	26.7	0.81

映蓉博士的健康小叮嚀

1. 平時應減少紅肉的攝食量，建議成人盡量控制紅肉每日不要超過所有蛋白質食物的 1/6。

2. 所有肉類的烹煮方式，建議以蒸、煮、滷、燉的方式來烹調；盡量避免用燒烤或油炸的方式。

3. 加工的肉製品，如香腸、火腿、熱狗、培根、肉乾等都應該少吃。

2

常吃烤肉
容易致癌？

—

一家烤肉萬家香，但焦焦的烤肉吃進肚子可是會致癌的！不過只要掌握幾個烤肉的原則，也可以烤得開心又吃得健康：不要用木炭烤肉、不吃烤焦的部位、盡量不要烤魚類，尤其是魷魚或魚乾；可以將烤肉包上鋁箔紙，搭配蔥類蔬菜或是蘿蔓生菜，保證會有截然不同的美味，再搭配蔬果汁或是綠茶，可以平衡吃了太多肉而過酸的體質。

? 燒肉烤焦更美味？

　　某日朋友生日，在他家的院子舉辦「烤肉party」，大家興致勃勃的生火、烤肉，火越生越旺，大家的心情也跟著興奮起來，有人在一旁吶喊著：「烤肉用的肉要帶點肥才好吃，但是大家不要怕太油，我們用火將肉烤焦一點，讓油滴下來，火不但會比較旺，而且肉也不會太油，這種烤肉最好吃了！」接著有人很熱心地拿了一塊有點烤焦的肉給我，外面還夾了一塊吐司，並催促著我要趁熱吃，但是，我望著那塊肉遲遲不敢動口……

⚠ 烤焦肉＝致癌物！

根據研究指出，當食物中的油脂滴在木炭上時，不但會使木炭溫度更高，產生的燻煙中還含有「多環芳香族」的化合物，這些化合物經過無數的動物實驗證實，的確具有致癌性，處理不當的煙燻牛排中，也被檢測出多環芳香族的致癌物質。所以，如果你愛吃烤肉，又不注意一些烤肉細節，等於是把致癌物往嘴裡送。

8 個健康烤肉觀念

其實我也很愛吃烤肉，但是我的吃法和大家不一樣，可能無法聽到油滴木炭「吱吱吱」的聲音，但是絕對健康！以下把一些烤肉的方式提供給大家參考。其實只要用對方式及食材，烤肉一樣可以吃得很健康！

① 不要用木炭烤肉

木炭燃燒的煙霧中，包含會傷害心肺功能的懸浮微粒與致癌物多環芳香烴（PAH），此種物質會引發基因或染色體突變，而且木炭中含天然氯，可能燃燒出戴奧辛，對人體不利，所以，烤肉應改用瓦斯爐或是電磁爐。

② 用木炭烤肉時請用鋁箔紙

如果大家覺得要用木炭烤肉比較有感覺，那烤肉時請用鋁箔紙，因為鋁箔紙可以隔絕木炭燃燒時產生的致癌物，而且，用鋁箔紙烤肉，肉比較不會烤焦。另外要特別注意，若使用鋁箔紙時，烤肉的食材不要先用醬料醃過，因為酸性的醬料會侵蝕鋁箔紙，使鋁箔紙溶出對身體有害的物質，所以，用鋁箔紙烤肉時，應先烤肉，再把烤熟的肉刷上醬料。而鋁箔紙有光

面及霧面兩面，霧面較易吸熱，所以應將霧面朝向光熱處，才會發揮效果。因此，烤肉時，應以鋁箔紙亮面處包裹食物、霧面對著炭火，肉才容易烤熟。

③ 不用鋁箔紙時，不要烤五花肉或是肥肉

如果你喜歡用木炭烤肉，又不想用鋁箔紙，千萬不要選用五花肉或是肥肉當食材，因為當油脂滴在木炭時，會使木炭溫度更高，產生的燻煙中含有動物實驗證實會致癌的「多環芳香族」的化合物。

④ 最好不要選用魚類，尤其是魷魚或魚乾

日本國立癌症研究中心曾經有系統地調查加熱處理食品，發現當烹調的溫度超過 250℃時，魚肉中會有致癌物質出現，主要原因是魚肉中的蛋白質加熱後會生成強力的突變原物質，而當烹飪的溫度達 300℃時，幾乎所有蛋白質的物質，如豆類、豆腐、魚類、雞蛋、魚類、肉類等，都有致癌物質出現。

⑤ 烤焦的部位一定不能吃

有的人喜歡肉的焦味，覺得很香，但是千萬不要故意把肉烤得很焦再吃，因為，烤焦部分的蛋白質已過度受熱，非常容易形成致癌物質，若不小心將肉烤焦了，一定要去除燒焦的部分再食用。

⑥ 烤肉時最好與甜椒、大蒜、洋蔥、青蔥一起烤

烤肉串中如果加上甜椒、大蒜、洋蔥、青蔥，不但顏色美麗，還具有相當高的抗氧化物質可降低致癌風險。這一類的蔬菜含有特殊的氣味，主要是因為它們含有許多有機的硫化物，然而這些硫化物並非只是提供特殊的氣味，最主要的是，它能使體內排除致癌物質的酵素活性增加，使身體罹患癌症的機率減少了。

我們烤香腸、臘肉或火腿時，更應該加入這些蔬菜一起烤，因為腸胃道

中存在一些特殊的細菌，會將香腸、臘肉中的硝酸鹽轉變為亞硝酸鹽，而亞硝酸鹽很容易在胃部的酸性環境下，與蛋白質形成致癌的亞硝胺，並特別容易引發胃癌的發生；而蔥類蔬菜中的含硫化合物，可以抑制腸胃道中的細菌將硝酸鹽轉換成亞硝酸鹽，進而阻斷後續的致癌過程。

⑦ 用蘿蔓生菜夾烤肉串

很多人習慣用吐司來夾烤肉一起吃，我建議下次大家可以用蘿蔓生菜葉夾烤肉串一起吃，那滋味更是出色，完全吃不出烤肉的油膩，更增加健康的元素。

⑧ 烤肉時配上綠茶或蔬果汁

很多人習慣烤肉要配可樂覺得這樣才夠勁，其實，大量的肉配上可樂，會讓身體的酸度太高，如果經常這樣吃，很容易讓骨質流失。我建議大家在吃烤肉時，不妨改喝綠茶或是蔬果汁，不但可以增加體內的抗氧化力，也能平衡一下因吃太多肉而造成過酸的體質。

延伸閱讀

烤肉時可能產生的有害物質

食物種類	食物的成分	高溫燒烤所產生的毒素	對身體的傷害
魚類、魷魚、秋刀魚、貝類	蛋白質類	異環胺等	致癌
五花肉、肥肉	油肪類	多環芳香碳氫化合物 (PAH) 等	致癌
香腸、臘肉、火腿、熱狗	硝酸鹽	亞硝胺	致癌
玉米、麵包	澱粉類	丙烯醯胺 (acrylamide) 等	致癌及突變
肉片	蛋白質 + 糖	先進糖化終產物 (AGE) 等	老化、糖尿病、腎臟病等多種疾病

* 參考來源：http://www.greencross.org.tw/food&disease/BBQ%20and%20toxin.htm

---

映蓉博士的健康小叮嚀

烤肉一定要在通風的地方，若在室內又無強力的排煙系統，烤肉燒炭時會產生無色、無味、無臭的劇毒性一氧化碳，而且肉片油脂加熱後，會有芳香的多環碳氫化合物 (PAH) 的煙霧產生，吸入這些氣體會對身體產生毒害。

3

不當的飲食
會誘發癌症？

—

現代人飲食越來越精緻化，實在不是一件好事，
尤其處處可見的高油、高糖及各式加工食品，都
是健康的不定時炸彈。雖然，飲食不是「引起」
癌症的主要因子，但是，飲食絕對是「促進」或
是「抑制」癌症細胞要不要做怪的關鍵主因。因
此，培養良好的飲食習慣，絕對能遠離癌症。

? 得癌症是基因決定的嗎？

對於癌症這件事的看法，我遇過兩種極端的人，一種就是覺得反正得什
麼病都是命中注定，隨便怎麼吃都無所謂，抱著「寧可吃到死，也不願死
了沒得吃」的態度；另一種人是覺得只要小心，一定可以避免得到癌症，
所以，這個也不敢吃，那個也不敢吃，搞得整天緊張兮兮，無法過日子。
其實，要說不當的飲食會「引起」癌症有點太嚴重，但是，不當的飲食絕
對會「促進」癌症的發生。

(!) 避免激發隱性的癌症基因

　　每個人有不同的基因存在身體中，運氣好的人得到了一副好基因，就算飲食再不正常，也不會得癌症；有的人運氣比較不好，遺傳到一些癌症基因，就比較容易得癌症。但是，目前的科學還無法完全解密我們的基因密碼，所以，還是要好好對待自己的身體，就算不幸遺傳到癌症基因，只要不刺激它，癌症不一定會發作，這個癌症基因就會隱藏在身體中一輩子；相反的，如果本身遺傳到癌症基因，又因為一些外來物質造成基因突變，此時，不正確的飲食就會「促進」癌症基因的表現。

預防癌症的 10 個飲食關鍵

　　因此，我們必須要有一些預防癌症的正確飲食概念，讓癌細胞沒有做怪的機會。

① **少吃燒烤、煙燻的食品**

　　燒烤或煙燻都是很不健康的烹調方式，當肥肉的油脂滴到木炭遇熱時，會有芳香的多環碳氫化合物的煙霧發生，再燻回烤肉上，每一片肉就會沾染一些致癌物。因此，我要在此大力鼓吹，燒烤時要用鋁箔紙包起來烤，否則就不要使用木炭，改用瓦斯爐或是電磁爐燒烤。

② **少吃高溫油炸食品**

　　大家都知道重複油炸會劣變，而這些劣變的油脂是否會致癌？這個問題是大家所關心的，曾經有學者用大豆油以 182℃ 連續油炸洋芋 60 個小時，之後將此炸油以 15% 的比例拌到飼料中，另外一組飼料，乃是以相同比例、未經油炸的新鮮大豆油拌到飼料中，將此兩種飼料分別飼養兩組實驗

幼鼠，每組各一百隻，餵養兩年後比較兩組老鼠之存活率及罹患腫瘤的程度。

實驗結果顯示，炸油組老鼠的存活率與對照組相當，而且，炸油組並未比對照組罹患更多的腫瘤。由此實驗結果推論，油脂經高溫油炸後所產生的劣變物質似乎不會直接引發癌症，然而此種結果並不等於暗示我們可以放心的吃油炸食品。

也有實驗以化學物質先誘發實驗雌鼠乳腺腫瘤，於腫瘤生成之促進期，餵食老鼠含炸油的飼料及含新鮮油的飼料 240 天，觀察比較兩組腫瘤生成的狀況，以了解炸油飲食是否會促進老鼠乳腺腫瘤之影響？結果發現餵食混入炸油之飼料的老鼠，無論腫瘤發生率、腫瘤個數或是腫瘤數量均高於對照組。

綜觀上述研究，我們可以做一個推論，雖然油炸飲食並不會直接引發癌症，但是如果我們體內存在致癌因子，或是已有癌症發生時，若常常吃油炸飲食，可能會促進癌症的發生，或加重癌症的病程。

③ 少吃醃製食品

香腸、火腿、熱狗、臘肉、培根等食品，其特殊的風味及美麗的紅色或粉紅色澤，是因為在加工過程中放了硝酸鹽，這種保色劑主要是用來抑制肉毒桿菌的生長，使這些食品能被安心的儲存、運送，不至於因為離開冷藏保存而造成食物中毒。

但是硝酸鹽在儲存、烹飪或進入人體後，都可能轉變成亞硝酸鹽，而亞硝酸鹽容易與含「胺類」的食物（如魚、肉類）在胃中形成亞硝胺，而亞硝胺已被證實為很強的致癌物質，進入體內將會對健康造成極大的威脅。

根據研究顯示，當油炸的溫度達 170℃時，會讓醃製肉品中的亞硝胺形成量達到最高，換句話說，油炸或燒烤會加速亞硝胺的形成，因此，當我

們在烹煮這些醃製肉類時應避免採用油炸或燒烤的方式。

④ **不吃發霉的食物**

由於台灣是海島型的氣候，一年四季常處於濕熱的狀況，使許多農作物在儲放時會有發霉的現象，尤其是花生及玉米更容易被黃麴黴菌所汙染，而黃麴黴菌會分泌致癌性很強的「黃麴毒素」。在許多的動物實驗中已經證明，黃麴毒素可以引發動物的腫瘤。流行病學的資料顯示，在亞洲、非洲某些花生消耗量較大的地區，其原發性肝癌之發病率也會增加。因此，推測黃麴毒素的攝取量與肝癌發病率成正比。

事實上，人體並非如此脆弱，一吃到黃麴毒素就會得肝癌，因為正常的肝臟解毒系統能代謝、移除黃麴毒素。然而很不幸的，有研究發現，將近一半的華人其肝臟無法有效的解毒黃麴毒素，這是一種先天性遺傳的缺陷，無法藉由後天努力而矯正，因此，這些人若不慎吃了被黃麴毒素汙染的食物，較容易得到肝癌。這也是為什麼中國大陸及台灣地區肝癌的發生率居世界之首的原因之一。所以，還是建議大家少吃來路不明的花生、花生製品以及發霉的玉米。

⑤ **少吃加工食品**

有太多的食品添加物可以放入加工食品中，如反式脂肪酸、食用色素、防腐劑、甜味劑、保色劑等，每一種都對身體健康有影響，雖然目前市面上的加工食品中，所放的食品添加物的量都在衛福部許可範圍內，但是，長期吃加工食品對身體是一種負擔，我鼓勵大家應多使用生鮮的食材來烹煮。

⑥ **少吃精緻甜食**

甜食對許多人而言有無法抗拒的魅力，加上坊間所賣的甜食越來越精緻，面對這些色、香、味俱全的甜點，不得不食指大動。或許這些甜食實

在太吸引人了，連癌症細胞都難以抗拒，而且其貪甜的程度還遠遠超過正常細胞！這些「癌症貪吃鬼」會和正常細胞爭食甜食，而且越甜越好，它們吃甜食除了滿足自己的口腹之慾外，更是利用甜食中的糖類來製造一些自身遺傳物質的材料，使自己能不斷的分裂、生長，所以，當我們吃得越甜時，癌症細胞就會長得越好。因此，少吃精緻的甜食，也是遠離癌症的一種飲食方式。

⑦ 多吃蔬菜水果

蔬菜水果含有豐富的維生素、礦物質、纖維素，更重要的是，蔬果中還有豐富的植化素，能幫助我們人體增加免疫能力、激發解毒酵素、強化抗氧化系統。這些蔬果中優秀的植化素，是幫助我們對抗癌症細胞的優秀飲食元素，然而這些植化素常常存在於蔬果的皮、渣、籽之中，因此，建議大家吃蔬果時最好洗乾淨連皮一起吃，並且注重黃、綠、紅、白、紫五色蔬果的均衡攝取。

⑧ 多吃五穀雜糧

現在人的飲食都太精緻化，很多家庭還是以精白米為主，其實白米是把很多營養成分都「脫」掉的米，建議大家可以換成五穀米或是十穀米，不但含有比較多的纖維，還有豐富的維生素 B 群，這些纖維及營養素都是防癌的重要功臣。

⑨ 多喝好水

每天養成多喝水的習慣，因為水是身體細胞一切代謝的基質，多喝水能夠加強新陳代謝，加速毒素的排除，降低癌症的發生。

⑩ 少喝酒、不抽菸

香菸在燃燒的過程中會產生一種「焦煤油」，而這種焦煤油含有多環芳烴類之化合物，已被科學家證明是一種致癌物質。美國曾經做過大規模的

研究調查，流行病學專家利用三年的時間觀察「抽菸」與「不抽菸」兩個族群的各種疾病的死亡率，結果發現抽菸的族群中，死於肺癌的人數為非抽菸族群的 9 倍，可見抽菸的確是導致肺癌的危險因子。

大家或許非常清楚抽菸與肺癌的關係，但是，有許多人可能不知道其他癌症的發生與抽菸有關，根據研究顯示，引起癌症發生的原因，有 30% 與抽菸有密切關係。目前為止，可能大家對於這個數據還是沒有任何感覺，但由以下本國流行病學專家所提出的數據，大家應有所警覺才對：此研究是比較「每天抽一包菸以上的族群」與「未抽菸的族群」的罹癌危險度，發現「每天抽一包菸以上之族群」罹患口腔癌的危險度，為「未抽菸族群」的 16 倍，而其罹患鼻咽癌、食道癌、胃癌、肝癌、肺癌的危險度，分別為對照組的 2 倍、3.3 倍、2.5 倍及 7 倍。

由此可見，抽菸的確是一種慢性的自殺行為，千萬不要再為抽菸找藉口了，別讓自己的生命隨著一口一口的煙圈慢慢地消逝。

其實，飲食是一種習慣，也是一種態度，如果我們好好的對待自己的身體，癌症細胞就不會蠢蠢欲動。只要不刺激這些細胞，相信絕大部分的人還是會健健康康的。

延伸閱讀

促發與預防癌症的飲食習慣

癌症型態	促進發生的飲食習慣	預防發生的飲食習慣
口腔癌	酒、吸菸、檳榔	多攝食含豐富維生素 A 的食物，如深綠色、橘黃色蔬果
鼻咽癌	抽菸、常吃醃漬食品	豐富蛋白質
食道癌	抽菸、喝酒，或喜歡吃很燙的食物，或是喜歡吃醃製、發霉的食品	多攝食含豐富鐵質的食物，或含維生素 A、維生素 C 的蔬果，如柑橘類
胃癌	味道太重、醃漬、煙燻、油炸或含動物油脂太高等食物	多攝食含維生素 A 及維生素 C 的食物，如柑橘類水果、十字花科蔬菜、乳製品、大蒜、洋蔥、茄子
肝癌	抽菸、喝酒或吃了發霉的穀類、花生等	多吃含硫的食物，如海鮮類的蛤蜊，以及大量的五色蔬果
膽囊癌	油炸飲食或是含油量高的食物	低油飲食，減少攝食油炸食品
胰臟癌	太多的脂肪、糖、咖啡、酒類或肉類	多吃蔬菜、富含 ω-3 油脂的魚，如鯖魚
結腸、直腸癌	太多的油脂、肉類、膽固醇或飲食太精緻化	多吃纖維素含量高的飲食，如糙米，減少油脂的攝取，增加食用豆類食品及十字花科蔬菜、富含 ω-3 油脂的魚如鯖魚、脫脂奶
乳癌	高脂肪量、多肉類、高飽和脂肪、高膽固醇的飲食	減少油脂及肉類的攝取，並多吃豆類食品及十字花科蔬菜

子宮內膜癌	過多的脂肪及肉類	應多攝取纖維素及維生素豐富的食物、十字花科蔬菜
膀胱癌	吃過多加工食物、少喝水、染髮	多食十字花科蔬菜、蒜科蔬菜、綠茶
肺癌	抽菸、二手菸、少吃蔬果	多吃含茄紅素的蔬果，如甜椒、番茄、西瓜，十字花科蔬菜，以及富含維生素 A、C 的蔬果
前列腺癌	高動物油、多糖和喜歡辛辣等刺激物，抽菸、飲酒 (尤其是啤酒)、常吃燒烤食物	多吃含薑黃素的食物如咖哩、花椰菜、含茄紅素的蔬果如紅番茄、富含 ω-3 油脂的魚如鯖魚、豆類

映蓉博士的健康小叮嚀

1. 應養成全身健康檢查的習慣，癌症越早發現治癒率越高。

2. 多吃「黃綠紅白紫」五色蔬果，是遠離癌症的不二法門；份量方面，小孩要吃五份，女性要吃七份，男性則要吃九份，每份約一個拳頭大小。

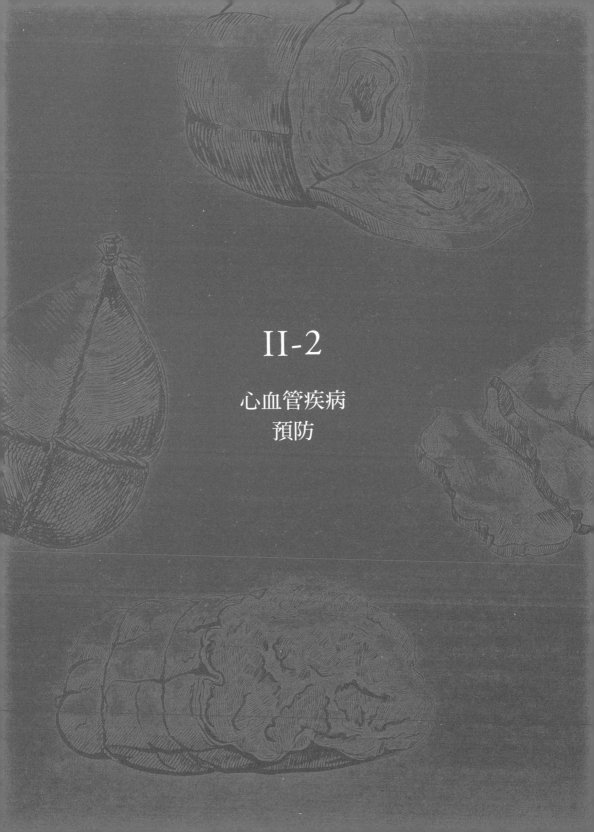

II-2

心血管疾病
預防

1

膽固醇有分
好壞嗎？

—

人的身體能夠自行合成膽固醇，所以並不需要特別從飲
食中去攝取，尤其當我們吃進去的膽固醇越多時，就要
靠身體的調節機制來讓膽固醇維持平衡。但每個人的調
節能力會因遺傳或年紀增長等因素而不盡相同，調節能
力較差的人，若攝取過量膽固醇就會讓身體處於「高膽
固醇」的狀態，並且加重肝臟的負擔，所以膽固醇攝取
過量，不只影響心血管健康，也要小心會對肝臟造
成潛在的危害。

(?) 膽固醇解禁，吃再多也沒問題？

2015 年美國《飲食指南》把膽固醇攝取量每天 300 毫克的上限給取消了，
因為專家們透過研究發現，一般健康成年人血液中膽固醇的濃度變化和日
常飲食中所攝取的膽固醇量，並沒有直接的關聯與影響。

於是開始有不少人問我，以後是不是高膽固醇的食物都不用再忌口了？
因為專家不是說了，反正不管吃多少膽固醇，都不會影響血液中膽固醇濃

度的變化，所以不用擔心會造成膽固醇超標。可是，真的是如此嗎？

⚠️ 膽固醇很重要，但不必多吃

　　大家都知道，血液中膽固醇過高會對心血管健康造成危害，但並非膽固醇都是百害而無一利的。事實上，膽固醇是組成細胞膜不可或缺的要角之一，還包括男性及女性荷爾蒙、維生素 D、膽酸等物質，都需要靠膽固醇來製造，因此，它是身體中不可或缺的角色。只不過，人體有自行合成膽固醇的能力，並不需要擔心膽固醇不足得從食物中攝取，飲食上也沒有所謂好的膽固醇食物或壞的膽固醇食物之分。

　　以一般正常人來說，身體會根據我們所吃下的膽固醇量，來調節自行合成的多寡，使得血液膽固醇濃度不至於明顯升高。但並非所有的人都具有很棒的調節能力，像是受到遺傳基因影響、肝功能較差者，這一類人膽固醇的調節機制不佳，攝取量應適可而止。

脂肪肝、肝炎、肝癌跟膽固醇有關係嗎？

　　以往的醫學研究都把膽固醇的焦點，放在血液膽固醇濃度與心血管疾病的關係上，但近來有越來越多的研究討論發現，膽固醇攝取過多也是造成非酒精性肝炎的重要因素，其中約有 2 ～ 3 成的非酒精性脂肪肝，會轉化為肝纖維化、肝硬化，甚至肝細胞癌。要提醒大家注意的是，雖然大部分的非酒精性肝炎與脂肪肝炎都與肥胖有關，但仍有部分患者的體重很正常，或是驗血時的血液膽固醇濃度正常，可是膽固醇偏高的問題卻反應在

肝臟中。

日本有研究發現，這類非肥胖所引起的脂肪肝患者，多有膽固醇攝取過高的現象。另一項由美國 NHANEA I-NHEFS 世代研究所做的分析，同樣也證明肝硬化或肝細胞癌與膽固醇攝取量有關。就連不少動物實驗中也發現，動物經餵食高膽固醇飼料後，會罹患上非酒精性脂肪肝。由此可見，膽固醇攝取量與血液中的膽固醇濃度，表面上看起來似乎並無相關，但卻可能對肝臟造成潛在的危害，這正是在美國《飲食指南》中沒有被點出來的問題。

膽固醇讓哪些人傷心又傷肝？

我認為，即使膽固醇攝取量已解禁，但必須得視個人身體狀況而定，特別是以下四種人，還是應守好膽固醇攝取底線，才能避免換來傷心又傷肝的後遺症：

① 家族性高膽固醇血症

像是我外婆、母親、姊姊和我，一家人都有膽固醇指數偏高的問題，即使我向來在飲食上很節制，對於紅肉跟肥肉都一定限量，但膽固醇仍始終遊走於正常值 200mg/dl 邊緣，後來還一度因為常感到頭暈目眩，去驗血時才發現是由於很少吃紅肉而缺乏鐵質造成貧血，於是就開始補充一些紅肉，想不到膽固醇立刻飆升至 230mg/dl，只得立刻忌口，改以服用鐵劑的方式來補充鐵質，膽固醇才恢復正常，這就是遺傳性的調節機制不佳所致。

② 血液膽固醇濃度超標

本身膽固醇已經有過高問題的人，有可能是膽固醇代謝力不佳或是本身合成膽固醇量較多，所以如果再不忌口，只會讓身體內的膽固醇持續處於居高不下的危險狀態。

③ **已患有脂肪肝**

脂肪肝在病理學上稱為「肝細胞的脂肪變性」，當我們攝取過多膽固醇時，肝臟就會將膽固醇轉換為膽固醇酯儲積在肝臟內，因而形成脂肪肝。脂肪肝不但可能使肝臟產生病變，也會促使壞膽固醇增加。還要提醒的是，高膽固醇的人，也容易有膽結石的問題。

④ **肝功能指數偏高**

包括脂肪肝、肝炎或其他肝病，都會造成肝功能指數偏高，表示肝臟功能不佳。因此過量攝取膽固醇，會更加重肝臟的負擔，讓原本的病情雪上加霜，為了身體健康著想，還是養成清淡飲食為上策！

延伸閱讀

膽固醇代謝機轉

- 我們每天的膽固醇代謝率約為 1000～1200 毫克，會由身體細胞來自行合成以維持正常功能。所謂「好膽固醇」，也就是「高密度脂蛋白」（HDL），是從血管周邊流向肝臟，讓肝臟可以做調節，讓膽固醇轉變成為膽酸、維生素 D 或荷爾蒙等。但是當我們藉由飲食而攝取到過量的膽固醇時，肝臟就得進行調節工作，一方面減少膽固醇的合成外，也會將多餘的膽固醇轉變為膽固醇酯，以降低游離膽固醇對細胞的壓力。而這些膽固醇酯會儲存在肝臟中，或是包裹於極低密度脂蛋白 (VLDL) 後，分泌至血液中，再代謝成為俗稱「壞膽固醇」的「低密度脂蛋白」（LDL），當 LDL 過多時會在血管周邊造成沉積氧化，這就是為什麼當攝取過多的膽固醇時，不但會造成心血管疾病，同時也會危害

肝臟健康的原因。

- 膽囊中所儲存的膽汁也是由膽固醇轉變而來的，因此過多的膽固醇會使膽汁濃度升高，於是在膽囊裡形成結晶。也就是說，膽結石有部分是因過量膽固醇的沉積所致，所以當膽固醇很高的時候，就容易有膽結石。

映蓉博士的健康小叮嚀

血液膽固醇偏高、有家族心血管疾病、有脂肪肝問題或肝功能指數（GOT 及 GPT）偏高，以及體重過重者，建議高膽固醇的食物還是少吃為妙。如果你沒有以上的問題，但發現在膽固醇攝取量解禁、血油（三酸甘油酯及膽固醇）開始隨之升高時，最好還是乖乖遵守每天 300 毫克的膽固醇攝取限制吧！

2

膽固醇高的人
不能吃海鮮？

—

影響膽固醇的因素有很多，遺傳性的因素是我
們無法控制的，但我們可以從調整飲食習慣來著
手。食物中的飽和脂肪酸和反式脂肪酸，都是
會讓血中膽固醇增加的物質。檢視食物中的 CSI
值，可避免吃進過量的膽固醇；而多吃全穀類、
蔬菜水果，其中的纖維素、植化素皆有助於降低
膽固醇。

? 膽固醇都在海鮮裡？

之前去參加朋友在高級海鮮餐廳舉辦的喜宴，坐在我旁邊的一位婆婆，
整個晚上都在抱怨，她這個也不能吃、那個也不能吃！因為她膽固醇過高，
所以都不敢碰海鮮。但很有趣的是，當餐廳上了一道燉蹄膀時，這位婆婆
倒是夾了很大一塊，而且她特別愛吃甜點的芋頭酥，一吃就是好多塊。

後來，婆婆知道我是學營養的，就很哀怨的問我：「我幾乎什麼海鮮都

不吃了，怎麼膽固醇還是很高？」其實，我還認識一些人，根本都已經吃素了，但是膽固醇還是高！這都是大家對食物的認識不夠，認為我們的膽固醇上升，都是食物惹的禍，還以為所有食物中的膽固醇都在海鮮裡，造成不吃海鮮膽固醇就會下降的迷思！

! 解開膽固醇的密碼

　　其實，影響我們血中膽固醇的因素很多，包括家族遺傳、年齡、性別、體重、運動量、飲食習慣，其中遺傳、年齡、性別不是我們能控制的，但是，體重、運動量、飲食習慣是我們可以改善的。我們要知道，影響血中膽固醇的，不是只有食物中的膽固醇，食物中的飽和脂肪酸及反式脂肪酸更是會讓血中膽固醇增加的物質；還有，飲食中的纖維素夠不夠？幫助降膽固醇的植化素夠不夠？這些都是影響我們血中膽固醇高低的因子。

認識「膽固醇」、「飽和脂肪酸」和「反式脂肪酸」

　　想要有效控制我們的膽固醇，就要學習認識食物中的膽固醇、飽和脂肪酸及反式脂肪酸。只要把握原則，選擇低膽固醇、低飽和脂肪酸及低反式脂肪酸的食物，絕對可以幫助降膽固醇以及預防心血管疾病。

　　首先，我們把食物分做「天然食物」及「加工食品」兩類來討論：

① 天然食物中的膽固醇及飽和脂肪酸

基本上天然食物中的反式脂肪酸相當低，因此，我們優先要考慮它的膽固醇及飽和脂肪酸的量。在傳統的觀念裡，會覺得食物的膽固醇是影響血液中膽固醇的最大因子，後來發現食物中的飽和脂肪酸影響力甚至高過膽固醇本身，後來為了綜合膽固醇及飽和脂肪酸的影響力，會以 CSI(升膽固醇指數，Cholesterol Saturated fat Index) 值的高低來評估食物對血液膽固醇的影響力，通常 CSI 值越高的食物，越容易使血中膽固醇升高，所以，從延伸閱讀的營養分析表中可以知道，同樣重量的海鮮類，讓血中膽固醇增加的程度並不會比肥肉來得高。其實，大部分的魚類都不會讓膽固醇上升，比較需要忌口的海鮮類有魷魚絲、蟹類及花枝，而傳說中高膽固醇不能吃的食物如蝦子、牡蠣等，如果酌量吃一些，也不用太擔心。

而肉類，只要是有油花的、帶皮的，CSI 值都偏高。因此，若膽固醇高者，一定要選擇瘦肉，家禽類則要去皮。而內臟類，大部分的 CSI 值都很高，但豬肚、豬心或豬血酌量吃一點沒有大礙，不必太緊張。像一顆雞蛋大概55 公克，所提供的 CSI 值約 12.6，跟 100 公克的小豬排的 CSI 值差不多，所以若是膽固醇高的人，吃蛋的量及頻率要控制，尤其是蛋黃，最好一星期不要超過三個，而蛋白則不需要限制。

此外，用來烹飪的油也需要特別注意，動物性油脂如豬油、奶油 CSI 值很高，所以膽固醇高的人烹飪不要用動物性油脂；而植物性油脂雖然不含膽固醇，但是像椰子油、棕櫚油的飽和度很高，膽固醇高的人也要少吃。雖然我們平常不會用椰子油、棕櫚油來烹飪，但是有許多加工食物如餅乾、零食都含有這些油脂，應盡量減少食用；尤其是很多餅乾標示含棕櫚油，其實是放「氫化的棕櫚油」，這是一種更糟的油脂，會讓我們血中膽固醇增加得更多。

至於植物性奶油，很多人在它溫和的名稱下誤入陷阱，以為「植物性」的比較健康，這根本是錯誤的觀念！植物油會變成固體的奶油狀就是經過「氫化」的步驟，過程中很容易產生反式脂肪酸，這是心血管的殺手，一定要少碰為妙。

② 加工食品中的膽固醇、飽和脂肪酸及反式脂肪酸

前一段已經提到天然食品選擇的大概原則，但是，不是這樣就可以完全了解如何降膽固醇，因為現在的加工食品實在太多，我們一定要學會看食品的營養標示，才能了解這些食品中的膽固醇、飽和脂肪酸及反式脂肪酸。

我們會發現從國外進口的食物，營養標示中有膽固醇含量這一項，而國內的食品並沒有被硬性規定要標示，所以我們無從得到資訊。因此，在選擇加工食品時，若是拿到兩種類似的食物，請選擇飽和脂肪酸含量較低的；而反式脂肪酸的含量請選擇「０」的食物比較好。

其實，有很多吃素人的膽固醇高，是因為吃到太多含反式脂肪酸的加工食品。像一些糕點，尤其是油酥皮類或是油炸的素料，都會用植物性奶油去處理，而且這些東西常常都是沒有外包裝的，因此也看不到營養標示。總之，膽固醇過高的人，盡量少吃加工食品，多吃一些由新鮮食物烹飪的菜餚，美味又健康。

多吃全穀類、蔬菜、水果

植物性食物原本就不含膽固醇，而且富有很多會降膽固醇的寶物，像燕麥含有豐富水溶性纖維以及 β - 聚葡萄糖，對於降低膽固醇或是控制血糖都是非常棒的食物。而薏仁所含的脂肪酸多是單元不飽和脂肪酸，所含的膳食纖維也不少，因此對於降低膽固醇、增加高密度膽固醇、血糖的穩定都有很好的效果。像四季豆有 β - 麥胚固醇能在腸道中阻礙膽固醇被吸收，

也能降低膽固醇喔！還有像茄子中的果膠、皂素，也都能降低膽固醇。總之，每天多吃全穀類、蔬菜、水果，對降低膽固醇絕對有幫助！

延伸閱讀

CSI 的算法

我們通常會以 3.5 盎司 (100 克) 的食物中的「膽固醇」及「飽和脂肪酸」的量來計算 CSI（CSI=〔1.1* 飽和脂肪酸的量 (g)〕＋〔0.05* 膽固醇的量 (mg)〕）

天然食品中飽和脂肪酸、膽固醇的含量分析

魚貝類					
份量：100 公克（約 3.5 盎司）	飽和脂肪酸（g）	單元不飽和脂肪酸（g）	多元不飽和脂肪酸（g）	膽固醇(mg)	CSI
魷魚絲	0.52	0.13	0.85	330.00	17.02
紅蟳	1.76	0.87	0.98	296.00	16.57
花枝	0.10	0.02	0.17	203.00	10.25
蝦仁	0.10	0.07	0.14	169.00	8.55
草蝦	0.26	0.20	0.25	157.00	8.11
鮭魚	3.36	8.84	3.91	88.60	7.83
鯧魚	2.61	2.95	1.14	66.00	5.94
鱈魚	2.39	8.41	0.70	46.00	4.72
龍蝦	0.02	0.03	0.05	86.00	4.32

	飽和脂肪酸	單元不飽和脂肪酸	多元不飽和脂肪酸	膽固醇	CSI
吻仔魚	0.23	0.08	0.29	63.00	3.38
文蜆	0.61	0.38	0.41	55.00	3.37
牡蠣（蚵仔）	0.58	0.34	0.67	51.00	3.14
鮑魚	0.03	0.01	0.06	59.00	2.98
鮪魚	0.03	0.02	0.05	32.00	1.63

肉類					
份量：100 公克（約 3.5 盎司）	飽和脂肪酸（g）	單元不飽和脂肪酸（g）	多元不飽和脂肪酸（g）	膽固醇（mg）	CSI
牛小排	15.98	20.62	1.09	67.00	19.49
五花肉（豬）	13.96	16.76	6.15	66.00	17.40
牛肉條	10.89	8.20	0.23	64.00	14.20
小排（豬）	7.51	8.79	2.70	73.00	11.24
豬腳	4.53	7.96	1.92	127.00	10.93
二節翅（肉雞）	4.72	7.46	5.02	102.00	9.87
羊肉	6.60	5.78	0.64	24.00	7.86
鵝肉	3.48	7.29	2.62	71.00	7.07
牛腿肉	2.91	2.16	0.13	60.00	5.94
鴨肉	0.74	0.77	0.89	93.00	5.40
豬前腿瘦肉	1.24	1.39	0.57	71.00	4.80
火雞	2.08	2.03	1.49	54.00	4.80
雞胸肉（肉雞）	0.34	0.34	0.22	72.00	3.94

內臟類				
份量：100 公克 （約 3.5 盎司）	飽和脂肪酸 （g）	單元不飽和 脂肪酸（g）	多元不飽和 脂肪酸（g）	膽固醇 (mg)	CSI
豬腦	3.67	3.22	1.80	2075.00	107.46
豬大腸	10.84	7.73	1.82	112.00	16.55
豬小腸	6.17	2.12	0.42	199.00	16.18
豬肝	1.44	3.17	0.69	260.00	14.45
豬腰	0.50	0.78	0.52	267.00	13.86
豬舌	4.27	5.31	1.51	105.00	9.56
牛肚	1.35	0.93	0.12	134.00	8.06
豬肚	3.74	4.96	2.11	68.00	7.18
豬心	2.93	2.52	0.84	44.00	5.16
鴨血	0.24	0.16	0.10	38.00	2.14
豬血	0.24	0.17	0.20	54.00	2.94
蛋類				
份量：100 公克 （約 3.5 盎司）	飽和脂肪酸 （g）	單元不飽和 脂肪酸（g）	多元不飽和 脂肪酸（g）	膽固醇 (mg)	CSI
鹹鴨蛋黃	15.48	26.33	8.58	1878.00	109.54
鴨蛋黃	10.00	15.43	5.36	1220.00	71.10
雞蛋黃	10.64	12.51	6.15	1131.00	67.30
鵪鶉蛋	4.80	6.25	1.85	600.00	34.85
鹹鴨蛋	4.07	6.04	2.20	514.00	29.81
雞蛋	3.54	4.85	1.51	433.00	25.22
皮蛋	2.28	3.69	1.23	351.00	19.85
鴿蛋	1.52	3.37	0.81	303.00	16.69
雞蛋白	0.00	0.00	0.00	0.00	0.00
鴨蛋白	0.00	0.00	0.00	0.00	0.00

油類				
份量：100 公克 （約 3.5 盎司）	飽和脂肪酸 （g）	單元不飽和 脂肪酸（g）	多元不飽和 脂肪酸（g）	膽固醇 （mg）	CSI
椰子油	89.65	8.06	1.68	0	90.55
動物性奶油	52.40	17.51	1.89	197	62.77
豬油	39.30	44.46	16.15	102	44.79
植物性奶油	56.41	35.60	7.88	0	56.98
棕櫚油	35.08	49.64	15.16	0	35.44
花生油	22.66	40.57	36.65	0	22.88
橄欖油	16.23	72.78	10.89	0	16.40
大豆沙拉油	11.95	17.32	46.93	0	12.07
紅花籽油	11.22	18.39	70.27	0	11.33
葡萄籽油	10.76	18.52	70.62	0	10.87
苦茶油	10.52	82.43	6.95	0	10.62
芥花油	6.67	62.46	30.77	0	6.74

映蓉博士的健康小叮嚀

1. 要看食物對血膽固醇的影響，不能只看食物中膽固醇的含量，要以 CSI 值來評估，CSI 越高表示越容易升高血膽固醇。

2. 膽固醇較高的人不要吃油脂含量高的肉類，吃家禽類要去皮，並非所有的海鮮類都不能吃，大部分的魚類是安全的，但魷魚、花枝、蟹類則應少吃。內臟也需要少吃，蛋黃一週不要超過三個。宜選擇單元不飽和脂肪酸比例較高的油來烹飪。

3

只要少吃油
就可以降「血油」？

—

大部分的人以為自己「血油」高，少吃一點油就
對了，但是，飲食中的糖分、纖維量、食用油的
型態，甚至飲酒量都會影響膽固醇與三酸甘油
酯。其實，膽固醇高或三酸甘油酯高，大多是
「吃」出來的，第一個「清油」行動，一定是從
飲食下手，如果只是吃藥，飲食不調整，可是本
末倒置的行為喔！

? 不吃油，血油卻很高？

我有一個朋友說他的「血油」很高，而他所說的「血油」就是「中性脂
肪」，醫學名稱為「三酸甘油酯」；然而我們一般人所說的血油應該是包
括膽固醇及三酸甘油酯兩者的總和。這位朋友雖然膽固醇值正常，但是三
酸甘油酯高達 300 mg/dl，他自己也覺得很納悶，平常都不吃肥肉、雞鴨不
吃皮，連愛吃的滷肉飯都戒掉了，怎麼還會血油高？

後來發現，這位朋友雖然吃得很清淡，但睡覺前會肚子餓，常常吃零食、餅乾、蛋糕來充飢，天氣熱時還喜歡喝啤酒。

⚠ 適量的油、少糖、少酒才對

一般人都以為自己吃得不油，血油就不會高，但是卻不知道其實甜食和酒類在身體裡也是製造三酸甘油酯的高手，所以，除了少吃油以外，應該還要戒掉含簡單糖類的甜食，更不能拿酒類來當飲料。

影響血油的各種因素

其實，如果不是天生體質的遺傳，90% 的人想降血油，無論是降膽固醇或三酸甘油酯都很容易，因為高膽固醇或高三酸甘油酯都是「吃」出來的，所以，我們可以靠改變飲食及生活習慣，同時把膽固醇和三酸甘油酯都降下來，不需要執著於只要降膽固醇或是三酸甘油酯。成人的總膽固醇應維持在 200mg/dl 以下，而三酸甘油酯應維持在 150mg/dl 以下，而這些正常值會依每家檢測單位而不同，以下我們來探討影響這些血油的飲食因子：

* **飲食中的油脂**

說到油脂，現在營養的觀點並不會把油脂看做十惡不赦的東西，適當的油脂反而對身體有益，但是我們必須學會選擇「好油」：

① **食物中的脂肪**

如果你是體檢驗出高血油的人，不管是膽固醇高還是三酸甘油酯高，都

應選擇吃瘦肉，因為，動物脂肪中的飽和脂肪酸含量很高，會增加體內的膽固醇或是三酸甘油酯。此外，家禽類要記得去皮，以減少脂肪的攝取。每週記得至少吃兩次富含 ω-3 脂肪酸的魚肉，如鮭魚、鮪魚等，我個人的飲食習慣，若要吃肉多以魚肉為主，因為魚肉的脂肪都是好的脂肪，美味又無負擔。如果你體檢一切都正常，恭喜你擁有非常好的體質，那麼吃雞肉時不需要把雞皮拿掉，吃一些五花肉、奶油也無妨。

② 食用油

建議選用單元不飽和脂肪酸高的油品烹調，如芥花油、橄欖油、苦茶油等，不要用豬油或是奶油來烹飪。

・飲食中的糖分

現在營養學對「糖」的態度是很嚴格的，過去以為糖分對於血中膽固醇的影響並不大，但是，最近研究發現，糖其實會降低好膽固醇並增加小分子的壞膽固醇（small, dense LDL），換句話說，就是吃過量的糖會讓保護心血管的好膽固醇變少，讓增加心血管疾病的壞膽固醇提高，對於三酸甘油酯的影響也很大。

本書一直提到的重要觀念是：一定要減少「簡單糖類」的攝取！請避免原來就不存在於食物中的糖類，也就是外加進來的糖類，如砂糖、果糖糖漿等等，像餅乾、蛋糕、飲料、冰淇淋，這些甜美的滋味都隱藏著痛苦的代價，吃了容易肥胖、三酸甘油酯高、身體發炎、老化，所以，甜食最好淺嚐即止。

・飲食中的膽固醇含量

我再一次強調，你的遺傳體質決定了你血液中的膽固醇的量。食物中的膽固醇含量的確會影響血液中的膽固醇，但是，若你體質好，吃得多身體

就會合成少，因此，不太需要控制飲食中膽固醇的量。

但是，萬一你現在膽固醇已經偏高，就真的要控制一下飲食了。要控制血液中的膽固醇不是只看食物的膽固醇含量，要連食物的脂肪量一起看，因為，真正會影響血液中膽固醇的高低和食物的 CSI 值有顯著的關聯。其實，如果膽固醇高的人，要控制自己不吃肥肉、少吃家禽皮、少吃動物內臟，但並不是所有海鮮都不能碰。

- **飲食中的纖維**

飲食中的「可溶性纖維」，對於降低膽固醇確實有幫助，建議平時可以多吃一些含可溶性纖維的食物，如豆科植物、燕麥、水果、車前子；建議一天至少要吃 6 ～ 10 公克的可溶性纖維，而總纖維攝取量應為 25 ～ 30 公克；要達到這種攝取量，除了多吃蔬果、還要多吃全穀類才達得到。

- **飲食中的植化素**

蔬果中有些植化素可以降低膽固醇、保護心血管，如番茄中的茄紅素可以阻止膽固醇的合成；而竹筍中的植物固醇，也能有效抑制身體製造膽固醇；酪梨及玉米都含有阿魏酸 (ferulic acid)，能有效降低膽固醇；茄子中所含的果膠及皂素，都能在腸道中抓住食物的膽固醇，降低膽固醇被人體吸收的機會；大蒜中的艾喬恩 (ajone)，本身也具備能抑制膽固醇合成的功效；四季豆中含有 β-麥胚固醇，能在腸道中阻礙食物的膽固醇被人體吸收，而且它所含的皂素也能增加膽固醇從膽汁排出的量。總之，多吃蔬果絕對是保護血管的法寶。

- **飲食烹調方式**

必須要控制油脂的攝取量，盡量避免油炸、油煎的食物，烹調盡量用蒸、煮、燉、滷、涼拌等方式。

• 加工食品

加工食品中有的糖分太高、有的放豬油、有的放奶油、有的更恐怖放氫化植物油並含反式脂肪酸！這些都會升高我們的膽固醇或三酸甘油酯。消費者唯一保護自己的方式，就是多用天然的食材烹煮，少吃加工過的食物。

• 酒精

酒精會增加三酸甘油酯的合成，如果三酸甘油酯超過 150 mg/dl 的人，最好不要喝酒，如果低於這數值的人，平時要喝酒建議喝適量的紅葡萄酒，因為含有白藜蘆醇 (resveratrol)，可以增加好膽固醇的濃度，並增強體內抗氧化能力。

• 咖啡

咖啡中有咖啡固醇可能會增加膽固醇，但是，咖啡固醇可以吸附在濾紙上，所以喝咖啡一定要用濾紙過濾。

• 保健食品

① 膽固醇高時

a. 可以考慮服用紅麴

b. 可以考慮服用含可溶性纖維的食物，如車前子

c. 可以考慮吃大燕麥片

② 三酸甘油酯高時

可以考慮服用魚油 。(但是魚油不適合膽固醇高的人吃，有些膽固醇高的人吃魚油，膽固醇會更高！)

其實要降血油真的不難，從改變飲食習慣開始，例如我們家每餐的桌上一定有兩盤以上的青菜，肉類大都是魚類，沒有油炸飲食，若要喝酒也只小酌紅酒，少吃零食。

延伸閱讀

「血油」高的飲食原則

	膽固醇高飲食注意原則	三酸甘油酯高飲食注意原則
奶類	宜食：低脂、脫脂的奶類或奶製品 少吃：全脂奶類及奶製品	
蛋類	宜食：蛋白 少吃：魚卵、蟹黃等，建議蛋黃每週不要吃超過三個	
肉類	宜食：瘦肉 少吃：肥肉、家禽的皮	
魚類	宜食：魚肉，每週至少吃兩次富含 ω-3 油脂的魚肉 少吃：太大型的魚及魚的內臟、頭部、魚皮	
豆類	宜食：豆類或豆製品，如豆腐、豆漿等 少吃：加工過度的油炸豆製品，如麵筋、腐皮捲、豆皮	
全穀雜糧類	宜食：未過度加工的全穀類或根莖類，如糙米、五穀米、地瓜等 少吃：加工過度的高碳水化合物的食物或醣類，如麵包、蛋糕、糖果、餅乾等	
油脂類	宜食：芥花油、橄欖油、苦茶油 少吃：奶油、豬油、雞油	
蔬菜水果類	宜食：全蔬果，洗淨後連皮一起食用，每天至少蔬菜三份以上、水果兩份以上 少吃：濾渣或加糖的果汁，因甜度太高	
堅果類	可多吃一些如杏仁、亞麻仁籽、南瓜籽、芝麻、葵瓜子、核桃等（一天吃到 30 公克沒問題）	三酸甘油酯高的人，吃堅果類要適量，最好每天不要超過 10 公克

酒類	可適量喝紅葡萄酒： （每天不超過 180c.c.）	禁酒
飲料	宜食：多喝一點水、不加糖不濾渣的蔬果汁、綠茶 少喝：奶茶、含糖飲料	
保健食品	1. 紅麴膠囊 2. 洋車前子 3. 燕麥片 （劑量請詢問醫事人員）	魚油 （劑量請詢問醫事人員）

映蓉博士的健康小叮嚀

降膽固醇或三酸甘油酯的飲食原則都很類似，但是，要補充的保健食品並不相同，請大家要注意。

4

紅麴製品
可降膽固醇？

—

紅麴是目前熱門的保健產品之一，越來越多降膽固醇的成分被發現，如紅麴菌素 K (monacolin K)、紅麴菌黃色素（monascin ankaflavin），然而，一般含有紅麴的食品，不見得有降膽固醇的功效；若要降膽固醇最好是選擇「紅麴膠囊」，但是，服用紅麴膠囊時有許多注意事項，消費者不能不知道！

(?) 多吃紅麴餅乾可以降膽固醇？

前一陣子，我看到朋友一箱一箱搶購紅麴餅乾，他很好心的送我幾盒，我好奇的問他：「為什麼要買那麼多？」他說因為這種餅乾很好吃，而且他的膽固醇偏高，聽說紅麴可以降膽固醇，這樣既可以享受美味又降低膽固醇。為了謝謝他，我趕緊吃了一片，味道的確不錯，但我還是忍不住澆了他冷水，叫他不要以為只要是放紅麴的製品都會降膽固醇。事實上，一直吃餅乾，膽固醇可能沒降，反而體重、三酸甘油酯還會上升呢！

⚠ 紅麴製品，吃前停看聽！

　　一般消費者對於是否含足量的紅麴菌素 K 或是紅麴菌黃色素根本無從判斷，建議大家要買真正能降膽固醇的保健產品時，請認明「健康食品」的小綠人標章，因為，只要取得小綠人標章，就是政府幫我們認定真正具有功效的產品。

　　但是，並不是所有膽固醇高的人，都適合吃紅麴膠囊或是其他型態的保健食品。接著，讓我們來討論吃保健食品前要注意什麼事項：

・孕婦、手術前後的人不能吃紅麴膠囊

　　在明朝李時珍所著的《本草綱目》中有提到，紅麴具有活血的效果，怕孕婦或手術前後的人吃了會出血。

・肝腎不好的人少吃紅麴膠囊

　　紅麴在發酵的過程中，有些品種偶爾會產生一種橘黴素 (citrinin)，這種毒素對人體或動物的肝及腎有害。所以，肝腎不好膽固醇又過高的人，還是由飲食好好做控制，或是服用醫師所開的處方藥。

　　此外，也不要自製紅麴醬，在不專業的環境下發酵很容易受污染、長霉或是產生許多橘黴素，千萬不要為了養生反而失去健康。

・紅麴膠囊不可吃過量

　　買紅麴膠囊時要看清楚有效成分劑量，例如紅麴菌素 K 的劑量，一般而言，如果你的膽固醇只是偏高未超過 200 mg/dl 的人，一天紅麴菌素 K 的劑量不要超過 10 ～ 15 毫克；如果血中膽固醇濃度超過 200 mg/dl 的人，一天可以攝取紅麴菌素 K 的劑量約 15 ～ 25 毫克；但是要注意，每日紅麴菌素 K 不要超過 25 毫克，因為太多的膽固醇被抑制會影響荷爾蒙的合成。

- **服用抗凝血劑的人**

紅麴會延長凝血的時間，有服用任何抗凝血劑如 wafarin 或 aspirin 的人，要服用紅麴時一定要和醫師討論，是否要調整抗凝血劑的藥量，否則會擔心凝血時間過長，萬一有傷口會出血不止。

- **已經有吃降血脂藥的人**

如果你已經在吃降血脂的藥（如 statin)，不要再自行購買紅麴藥物一起服用，因為紅麴膠囊中含有和降血脂藥類似的成分，兩種一起服用時會加強藥效，也怕傷到肝臟和腎臟。

- **抗氧化能力不足的人**

有研究指出，長期吃紅麴會降低人體的抗氧化能力，因此建議若有吃紅麴膠囊時，可以多吃一些抗氧化的蔬果，如地瓜葉、花椰菜、甜椒、酪梨、藍莓、紅石榴等。

- **服用紅麴前後不要喝葡萄柚汁**

和許多降血壓或心血管的藥物一樣，在服用紅麴膠囊前後一個小時，不要喝葡萄柚汁或是吃葡萄柚，因為，葡萄柚會抑制肝臟中代謝紅麴的酵素，讓藥物濃度過高。

總之，目前市面上有許多紅麴食品，請大家把它們當作一般食品就好，若真的要降膽固醇，還是要選用有健康食品認證的紅麴膠囊。此外，飲食與運動也非常重要，有時候只要飲食控制，膽固醇就會降下來了，根本不需要吃到紅麴膠囊。

延伸閱讀

紅麴菌素 K、紅麴菌黃色素降低膽固醇的機轉

有些人誤以為食物只要加紅麴就能降膽固醇，這就大錯特錯了。其實紅麴會有降膽固醇的功效，是因為它含有一種紅麴菌素 K (monacolin K)，或是次級代謝產物紅麴菌黃色素 (monascin ankaflavin) 的成分，這些成分可以抑制膽固醇合成時，一種酵素 (HMG–CoA reductase) 的活性可以降低壞膽固醇，進而減少心血管疾病。

此外，最近也有研究發現，紅麴菌黃色素的成分除了會降低壞膽固醇之外，也會增加好膽固醇的濃度，但這個現象的機轉尚在探討中。

膽固醇高時的建議處理方式

分類	數值 (mg/dl)	建議處理方式
總膽固醇 (total cholesterol)	正常值：< 200	1. 平時只需要注意食物中膽固醇的攝取量、多運動 2. 若有接近 200 mg/dl，考慮可以服用有健康食品認證的紅麴膠囊
	偏高： 200～239	1. 需要控制食物中膽固醇的攝取量及運動 2. 建議多吃一點大燕麥片、薏仁、堅果類及四季豆、茄子或柑橘等蔬果 3. 考慮可以服用有健康食品認證的紅麴膠囊 4. 詢問醫師處方藥，若有服用紅麴膠囊務必告知醫師
	過高：> 240	1. 需要控制食物中膽固醇的攝取量及運動 2. 建議多吃一點大燕麥片、薏仁、堅果類及四季豆、茄子或柑橘等蔬果 3. 此時服用醫師處方藥優先於服用紅麴膠囊
低密度脂蛋白膽固醇 (LDL-C) 【又稱壞膽固醇】	正常值：< 130	處理方式與降總膽固醇方式一樣
	偏高： 130～159	處理方式與降總膽固醇方式一樣
	過高：> 160	處理方式與降總膽固醇方式一樣
高密度脂蛋白膽固醇 (HDL-C) 【又稱好膽固醇】	正常值： 越高越好 男生 > 40 女生 > 50	維持良好的飲食習慣與運動習慣
	過低：< 35	1. 目前沒有藥物可以有效增加 HDL 2. 紅酒（每天不超過 180c.c.）、洋蔥、薏仁、蔬果可以增加 HDL 3. 必須把有氧運動加入生活作息中，可明顯增加 HDL

映蓉博士的健康小叮嚀

1. 目前很多醫學會建議用更嚴格的角度來控制血脂：總膽固醇應小於 160 mg/dl；低密度膽固醇小於 100 mg/dl；三酸甘油酯應小於 150 mg/dl。

2. 紅麴膠囊對於降膽固醇比較有效，魚油膠囊則是對降三酸甘油酯比較有效。

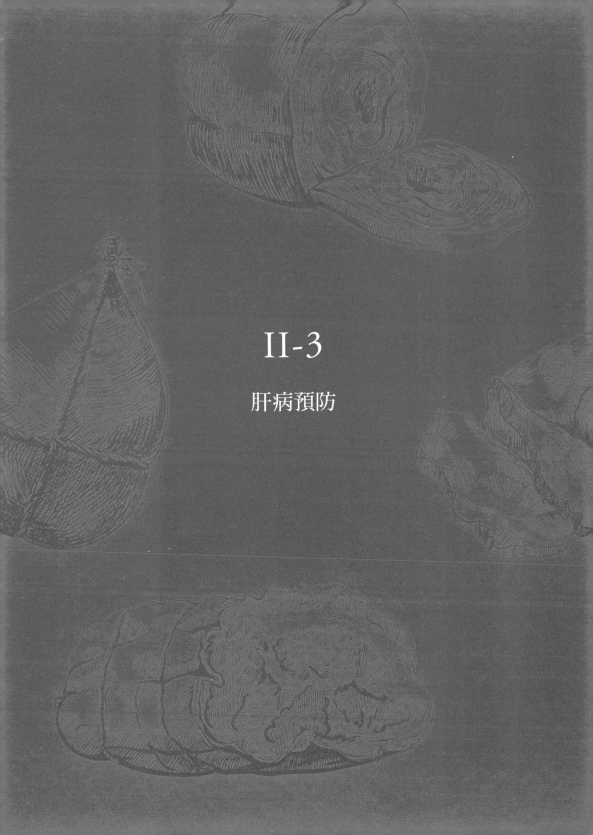

II-3

肝病預防

1

女性肝不好
容易得婦癌？

—

現代人生活作息不正常，外食族又難以掌握自己
的飲食，肝不好的人越來越多。無論是男女，要
讓肝臟代謝正常化的關鍵就是多吃蔬菜、水果、
豆類、全穀類的食物，少吃高油、油炸的食物。
而且，護肝不只是男性的專利，女性要遠離婦癌，
更要維護肝臟的健康！肝功能和雌性激素的代謝
有緊密的關係，把肝顧好就可以讓雌性激素代
謝走向好的方向，維持女性身體的健康。

? 台灣女性不愛肝？

有一句台語廣告詞：「肝哪是好的，人生是彩色的；肝哪是壞的，人生
是黑白的。」這句廣告詞寫得很傳神，肝是人體最大的代謝器官，人體幾
乎所有的代謝及解毒反應都在肝臟中進行。但不知為什麼，所有護肝的產
品廣告都針對男性設計呢？好像在台灣比較注重男性肝的保養，難道女性
就不在乎自己的肝？也比較不需要保養嗎？

⚠ 女性保肝又拒癌的飲食方法

• 多吃十字花科的蔬菜

十字花科蔬菜像花椰菜、芥藍、高麗菜、大白菜等，含有一種叫做「glucobrassicin」的植化素，經過植物中的酵素或是我們人體腸道中的細菌分解後，會釋放出吲哚 -3- 甲醇（Indole-3-Carbinol, I3C）。而 I3C 會讓肝臟把大部分的雌激素代謝成「好的」代謝物——2OHE₁ 或 2MeOE₁。而且這些十字花科蔬菜還含有另一種植化素——蘿蔔硫素 (sulforaphane)，它能激發肝臟的解毒酵素活性，有研究發現，蘿蔔硫素也能讓肝臟把雌激素代謝偏向「好的」代謝物——2OHE₁ 或 2MeOE₁。總之，多吃十字花科的蔬菜，不但能保肝，還能預防乳癌、子宮內膜癌等婦癌。

• 多吃柑橘類水果

柑橘類的水果如橘子、柚子，尤其是白色那層軟軟的地方，含有許多柑橘類黃酮素，如柚素 (naringenin)、檸檬酸烯（D-limonene）、芸香素 (rutin)等，這些柑橘類黃酮素都會讓雌激素的代謝偏向「好的」代謝路徑，減弱雌激素的刺激。而且柑橘類黃酮素本身就是非常好的抗氧化劑，能捕捉身體中過多的自由基，增加細胞中 DNA 的修復能力，降低罹癌的風險。只是這些柑橘類黃酮素，多存在這些柑橘水果澀澀苦苦的白色內皮或果皮中，很少人真的能吃很多這些果皮或內皮，因此，現在有一些保健食品就直接把這些柑橘類黃酮素萃取出來。

• 多吃大豆、亞麻仁籽

大豆、亞麻仁籽分別含有大豆異黃酮素 (isoflavone) 及木酚素 (lignan) 兩種「植物性雌激素」。大豆異黃酮素主要的來源為黃豆或是豆製品，如

豆腐或豆漿；而含木酚素最豐富的食物為亞麻仁籽 (flaxseed)，其次是芝麻或是高纖維穀類。這些植物性雌激素可以讓雌激素在肝的代謝偏向好的代謝路徑。此外，這些植物性雌激素可以與體內的雌激素競爭雌激素受體 (estrogen receptor)，減弱雌激素的刺激作用，也會抑制體內芳香酶 (aromatase) 的活性，以減少雌激素的合成。總之，多吃大豆、亞麻仁籽可以獲得較多的植物性雌激素，以削弱體內過多雌激素的刺激，減少因雌激素過多而引起的婦癌，如乳癌、子宮內膜癌、卵巢癌等。

• 少吃含油脂高及油炸食品

如果飲食中的含油量過高，或是常常吃油炸食品，也會讓肝臟把雌激素的代謝導向「不好的」代謝路徑，讓體內不好的代謝物 $16\alpha OHE_1$ 增加，罹患婦癌的危險就變高。

其實，由以上的論述可以知道，無論是男女，讓肝臟代謝正常化的要領，就是多吃蔬菜、水果、豆類、全穀類的食物，少吃高油、油炸的食物。而且，保護肝臟不再只是男性的專利，女性要遠離婦癌，肝臟的健康很重要！

延伸閱讀

肝臟和女性荷爾蒙代謝的關係

女性的肝也非常的重要，尤其多餘的女性荷爾蒙主要是靠肝臟來代謝，再由尿液排出體外，如果肝出了問題，可能造成身體過多的雌激素，還有可能造成雌激素的代謝物走向「不正常」的路徑。

首先來介紹一下什麼是「雌激素代謝物」。當雌激素作用完後，會在肝臟代謝成比較不具活性的代謝產物，而有些代謝物，還是殘留著雌激素的活性，甚至有致癌性。如果我們的肝功能正常，肝臟會把大部分的雌激素 (estradiol, E_2) 代謝成不具雌激素活性的 2-hydroxyestrone ($2OHE_1$) 或 2-methoxyestrone ($2MeOE_1$)，而且具有保護作用；但是如果肝臟功能不好時，肝臟則會把雌激素 (estradiol, E_2) 代謝成 16α-hydroxyestrone ($16\alpha OHE_1$)，這種代謝物就有致癌性，其中 $16\alpha OHE_1$ 還會留有雌激素的活性。

總之，當你的肝功能比較不好時，雌激素的代謝就會往不好的方向走，也就是 $16\alpha OHE_1$ 這種代謝產物會過高，造成乳癌、子宮內膜癌、子宮肌瘤、卵巢癌等婦科疾病的機率會比較高。如果，肝功能好時，雌激素的代謝會往好的方向走，也就是讓 $2OHE_1$ 或 $2MeOE_1$ 遠遠超過 $16\alpha OHE_1$，因為 $2OHE_1$ 或 $2MeOE_1$ 具有保護作用，可以讓你遠離婦癌的威脅。

幫助肝臟正常代謝雌激素的飲食因子

植化素	富含的食物	作用機轉	預防的疾病
吲哚-3-甲醇（Indole-3-Carbinol，簡稱 I3C）	十字花科蔬菜：綠花椰菜、芥藍、高麗菜、大白菜、豆瓣菜等	使肝臟代謝正常，增加體內 2OHE$_1$／16α OHE$_1$ 的比例	1. 乳癌 2. 前列腺癌
蘿蔔硫素（sulforaphane）	十字花科蔬菜：綠花椰菜、芥藍、高麗菜、大白菜、豆瓣菜等	1. 使肝臟代謝正常，增加體內 2OHE$_1$／16α OHE$_1$ 的比例 2. 優秀的抗氧化劑 3. 增加肝臟解毒能力	1. 乳癌 2. 前列腺癌 3. 大腸癌
柑橘類黃酮素（citrus flavanoids）	多存於橘子、柳橙、葡萄柚的皮和白色內皮	1. 使肝臟代謝正常，增加體內 2OHE$_1$／16α OHE$_1$ 的比例 2. 優秀的抗氧化劑 3. 抑制 aromatase 合成過多雌激素	1. 乳癌 2. 子宮內膜癌 3. 降血脂 4. 保護心血管
大豆異黃酮素（isoflavone）	大豆、豆腐、豆漿	1. 植物性雌激素可與體內雌激素競爭雌激素受體 2. 使肝臟代謝正常，增加體內 2OHE$_1$／16α OHE$_1$ 的比例 3. 抑制 aromatase 合成過多雌激素	1. 乳癌 2. 子宮內膜癌 3. 前列腺癌 4. 骨質疏鬆 5. 停經症候群
木酚素（lignan）	亞麻仁籽、芝麻、高纖五穀類	1. 植物性雌激素可以與體內雌激素競爭雌激素受體 2. 使肝臟代謝正常，增加體內 2OHE$_1$／16α OHE$_1$ 的比例 3. 抑制 aromatase 合成過多雌激素	1. 乳癌 2. 子宮內膜癌 3. 前列腺癌 4. 骨質疏鬆 5. 停經症候群

映蓉博士的健康小叮嚀

女性保肝不但能保護肝臟本身，也能使荷爾蒙代謝正常，除了要注意飲食之外，作息正常不熬夜、少抽菸、喝酒，都是保肝的重要關鍵。

2

多吃蔬果
就能護肝？

—

台灣是一個熱愛「護肝」的王國，光是護肝的保
健食品就一堆，消費者實在不知道要選哪一種？
其實，正確的飲食方式是護肝的第一步，尤其要
多吃抗氧化高的蔬果，但是大家卻常常忽略
這麼重要又簡單的護肝方式。

(?) 吃保健食品有助保肝？

前陣子朋友從上海回來，拿著她母親的檢驗報告來給我看，發現她的血
糖過高又有脂肪肝，肝指數 GOT、GPT 也過高。本來朋友希望我能建議
一些保健食品給她媽媽吃，我就先問她：「妳媽媽現在多重？」她說：「大
概 158 公分，但是 68 公斤了，體脂肪 38 ％；做過肝臟超音波，並沒有發
現什麼不好的東西。」我再問：「如果是這樣，那從飲食著手，應該有幫助，

不一定要吃保健食品！先從蔬果減重法開始，看看兩個月有沒有改善？」對於這麼簡單的方法，朋友反而狐疑起來，竟然減重也能保肝喔？

⚠️ 多吃蔬果才是正道！

大家都知道生活作息不正常，是造成肝功能不良的主要原因，少抽菸、少喝酒、避免亂吃成藥也都是保肝重點。但是大家卻忽略了：蔬果吃得不夠多，也是造成肝功能不良的重要因素！

因為蔬果中有許多抗氧化的營養素 (如維生素 C、E) 以及植化素 (如柑橘類黃酮素、前花青素、蘿蔔硫素等)，都能加強肝臟的解毒酵素活性，能使肝臟充滿活力。所以，飲食中要注意五色蔬果的攝取，而且份量一定要夠，女孩子一天要吃到七份，而男生一天要吃到九份，自然能吃到許多保護肝臟的植化素。

愛肝寶典大公開

保肝要從日常作息開始，建議大家依循下列五大保肝飲食原則：

① 先吃蔬果的飲食順序

大部分人的飲食習慣是，先吃飯、再配肉，最後因為愧疚，再隨便夾一口蔬菜應付一下。我建議大家用餐時，先把餐桌上的蔬菜夾滿一個小碟子，先把那一碟蔬菜吃完，接下來再吃魚、肉、飯等，這樣其他食物就自然會少吃一點。還有，要注意每天最少要吃蔬菜三份、水果兩份，而且盡量吃到各種顏色（紅、綠、黃、白、紫）的蔬果。如果認真執行，持續下去一定變瘦，很多肝臟的問題也會一起解除。

② 少油、少糖、戒酒

很多脂肪肝的人都有體重過重的問題，有些人是因為愛喝酒而造成，有些人是因為貪吃，像是愛吃油的或甜食，所以，保肝必須少油、少糖、戒酒。誠如我一直提醒大家的——少吃簡單糖類，就是要少吃那些不是自然存在食物中的糖類，這種糖非常容易在身體中轉成脂肪儲存起來，肝細胞也不例外，少吃含簡單糖類的食物對於消除脂肪肝非常有幫助。

③ 少吃加工食品

肝臟是人體最重要的解毒器官，人體吃進去任何毒素都由肝臟解毒，所以少吃加工食品，如醃製食品、煙燻食品、油炸等，就是減少肝臟負擔。總之，要多吃由天然食材直接烹煮的食物，加工程序越少的食物對肝臟越好。

④ 不吃來路不明的藥品

大家都知道不要濫用西藥，因為這樣會傷肝，結果很多人反而改吃中藥或草藥，但卻不知道這些中、草藥的成分更是複雜！所以，來路不明的中、草藥請不要輕易嘗試，一定要經過中醫師許可才可以服用。

⑤ 選擇有「健康食品」標誌的保健產品

國人大多是「愛肝」一族，所以到處可見護肝的保健食品，而且用的有效原料也是五花八門，讓消費者常常一頭霧水。就連我也無法一一幫各位掛保證，說明市面上哪種保肝產品真的有效？所以，如果大家真的要選擇一些保肝產品，請一定要認明「健康食品」小綠人標誌，讓政府來幫我們把關。

護肝最基本的方式就是飲食正確、作息正常，千萬不要熬夜，還有維持正常的體重，也是相當重要，如果以上都做不到，光靠吃一堆護肝產品功效也不大。

延伸閱讀

保肝的推薦食物

食物種類	保肝元素	機轉／注意事項
蔥科蔬菜 大蒜、洋蔥	甲硫氨酸 (methionine) 麩胱甘肽 (glutathione) 等含硫物質	可以提高肝臟解毒能力，排除一些重金屬（如汞）、食品添加物（如硝酸胺）及多餘的雌激素
十字花科蔬菜 花椰菜，高麗菜苗、高麗菜、球芽甘藍菜等	蘿蔔硫素 (sulforaphane) 異硫氫酸鹽 (isothiocyanate)	1. 這兩種含硫的植化素，都可以誘發肝臟中的解毒酵素，可以把致癌物轉成較無毒的物質排出體外 2. 這兩種植化素本身也能抑制癌症細胞生長
柑橘類水果 橘子、柳橙、葡萄柚	柑橘類黃酮素： 柚素 (naringenin) 檸檬苦素 (limonin) 諾米林 (nomilin)	這些存在於柑橘白色內果皮中的植化素，可使一些致癌物質更快排出體外
果膠豐富的食物 蘋果、木耳	果膠 (pectin)	果膠在腸道中會抓住一些毒物或重金屬，可將其直接排出體外，不會流到肝臟內
堅果類 芝麻	芝麻素 (sesamin)	1. 芝麻素可以清除體內自由基，保護肝臟細胞 2. 吃芝麻時需要咬碎或是磨粉，否則也得不到芝麻素的好處
含卵磷脂的食物 大豆	膽鹼 (choline)	飲食中若富含膽鹼，可以幫助脂肪排出肝臟外，減少脂肪肝發生

映蓉博士的健康小叮嚀

1. 肝是沒有神經的器官，大家除了抽血驗肝功能指數以外，應每年做一次肝臟超音波，以檢視肝臟的狀況。
2. 蜆精的保肝效用尚未獲得證實，且肝病患者若水腫時，並不適合喝蜆精，因蜆精富含鈉離子會導致水分滯留，多喝蜆精會加重水腫。

II-4

代謝（肥胖）
症候群飲食

1

吃代糖
一定不會胖嗎？

—

愛吃甜食的人，最煩惱的就是伴隨糖分而來的高熱量，為了解決這樣的困擾，而有了人工代糖的出現。因為只要使用比之前更少的糖分，減少熱量的攝取，一樣可以享受甜蜜蜜的滋味，所以代糖也深受減重者的喜愛。但事實上，如果因此忽略飲食控制，還是會從其他食物中攝取過多的熱量，對減重實在無益。

(?) 哪一種糖比較好？

小時候我非常嗜甜，當時也不懂「營養」的重要，所以，喝咖啡時，我會加入好幾匙的糖和奶精，慢慢享受咖啡香濃甜美的好滋味。後來，等我開始接觸「營養」的領域，就開始懂得「節制」，開始改成喝原味咖啡。現在咖啡廳裡提供的各種糖類、奶油球，都已經不再吸引我了。不過，當我和朋友一起去喝咖啡時，這些不同的糖包，反而會帶給大家困擾，到底

要加白糖？紅糖？還是代糖？對於白糖和紅糖，大家比較不陌生，兩者的安全性也不是問題，但是各種的代糖卻讓人眼花撩亂。尤其是想控制體重又無法拒絕甜美滋味的人，真的要認識一下代糖的特性！

⚠ 使用代糖更要注意食量！

所謂代糖，是指經過身體代謝後不會產生熱量，而且甜味還比一般常用的蔗糖高出許多的「糖」，所以用量極少。這些代糖多半是人工甘味劑，原本並不存在於天然界，是化學合成出來的；其實這些代糖目前在食品運用上非常的廣泛，不只在咖啡桌上出現，也會被放入許多食品中，如：低卡飲料、無糖口香糖、糖果、果凍、糕餅等。大家吃東西時注意看食品的成分，就會發現代糖還真的無所不在。

但是，這些使用代糖的產品，到底能不能幫助減重呢？其實減重是很複雜的，而且有許多研究證實，代糖對減重根本沒有幫助！

● 代糖幫助瘦身的研究很多，卻缺乏一致的結果

有研究發現，受試者因使用代糖而讓自己更注意飲食，因此，整體熱量控制上有顯著降低，有達到減重的效果。另外也有研究發現，代糖無法回饋抑制腦部的攝食中樞，發現攝食代糖後反而會刺激體內分泌食慾相關的激素，因此學者推測吃代糖可能還會增加食慾，讓大家吃更多，因此，無法幫助瘦身。

- **增加糖尿病風險**

德州大學醫學中心的一項研究發現,常喝代糖可樂的族群,發生糖尿病的風險比起一般攝取含糖飲料者更高。2015年發表在《自然》(*Nature*)雜誌的研究更發現,習慣攝取代糖者反而有更高的禁食血糖、更大的腰臀圍比和更重的體重。

- **應該要練習吃食物的「原味」以及「節制」**

我們身體絕對不會因為吃了代糖而自動變瘦,我們只是靠代糖來減少有熱量醣類的攝取而已,有些人以為使用代糖,就可以放心多吃,反而吸收更多的熱量,體重完全沒動靜。其實要減重的人,應該要練習吃食物的「原味」以及「節制」,不是一味的欺騙味蕾,滿足對甜味的渴望。我們可以從降低對甜度需求開始,久而久之,就不再需要依賴任何代糖了。當然,有時真的想享受一下甜蜜的滋味,又不想有熱量負擔時,偶爾使用代糖還是很安全的。

延伸閱讀

常見的代糖

除了代糖的減重效果,還有很多人疑慮:是不是吃太多代糖容易得癌症?首先我們就來認識一下各種常用的代糖:

- **糖精 saccharin**

使用歷史最久的代糖,它的甜度為蔗糖的240～500倍,而且遇熱反應穩定。但是,目前被使用的程度並不廣泛,因為曾經有動物實驗說糖精會導致膀胱癌,但是後來又因證據薄弱,目前這種代糖並未證實真的會引發癌症。

· 阿斯巴甜 aspartame

目前廣用於低卡飲料的代糖，它是由苯丙胺酸 (phenylalanine) 及天門冬胺酸 (aspartate) 這兩種胺基酸與甲醇合成的代糖，基本上因為它的結構就是胺基酸，與我們體內所產生的胺基酸能量是一樣的，1 克就能產生 4 大卡的熱量，可是因為阿斯巴甜的甜度是蔗糖的 200 倍，所以只要一點點的量就能產生很強的甜度，如此一來，我們吃進去阿斯巴甜的量，自然會比較少。但是，阿斯巴甜在高溫加熱時會被破壞，無法用在烹煮和烘焙。還有一點非常重要的是，苯酮尿症 (phenylketonuria, PKU) 的患者因為肝臟缺陷無法代謝苯丙胺酸，身體累積過多會造成心智遲緩，所以苯酮尿症的患者絕不能吃含有苯丙胺酸的阿斯巴甜。

· 紐甜 neotame

2002 年才被美國食品藥物管理局批准使用的一種人工代糖，在 2011 年才被歐洲批准，它的結構和阿斯巴甜很像，但是，進入身體後不會被分解成胺基酸，所以不會在身體裡產生苯丙胺酸，因此苯酮尿症的患者可以使用紐甜這種代糖。而且，紐甜的甜度比阿斯巴甜還要高，是蔗糖甜度的 7000 ～ 13000 倍，所以，只需要非常微量的紐甜即可以提供非常強的甜度。此外，紐甜對熱的穩定度也相當高，應用範圍比阿斯巴甜廣，目前均認為紐甜對人體是十分安全的，但由於最近才被批准使用，所以，紐甜還不是一個常被使用的代糖。

· 蔗糖素 sucralose

這也是一種人工代糖，甜度是蔗糖的 600 倍，幾乎不會被人體吸收，少量被人體吸收的也會從尿液排出來。而且蔗糖素在高溫相當穩定，目前也是被廣泛運用於汽水、果汁、烘焙甜點、加工食品等。目前動物實驗和人體實驗中，並沒有發現吃蔗糖素對人體有傷害的報告，但大量食用時胸腺會萎縮，這是在一天吃 50 公克劑量的情況下。通常正常人一天不可能吃到那麼多蔗糖素，一天能吃到 1 公克就不得了了。

· 醋磺內酯鉀 acesulfame-K

醋磺內酯鉀是人工代糖，甜度是蔗糖的 200 倍，它不會被身體吸收，所以沒有熱量，而且它的熱穩定度也相當好。醋磺內酯鉀和其他的代糖一起使用時會增加甜度；目前很多飲料都會同時使用醋磺內酯鉀和阿斯巴甜。

代糖特性比較

	糖精 saccharin	阿斯巴甜 aspartame	紐甜 neotame	蔗糖素 sucralose	醋磺內酯鉀 acesulfame-K
甜度	蔗糖的 240～500倍	蔗糖的 200倍	蔗糖 7000～13000倍	蔗糖的 600倍	蔗糖的 200倍
對熱穩定度	穩定	不穩定	穩定	穩定	穩定
熱量	無	4大卡／公克	無	無	無
市售品牌	sweet' n low sugar twin	equal nutra sweet	neotame	splenda	sweet one sunett

---

映蓉博士的健康小叮嚀

1. 減重時應克制對甜度的依賴感，讓自己慢慢習慣食物的原味，才是降低對「簡單糖類」攝取的基本辦法。此外，使用代糖無法加速減重的成效。
2. 偶爾使用代糖是安全的，沒有得癌症的疑慮。

2

痛風都是豆類
惹的禍？

—

有痛風症狀的人，是因為體內累積的高尿酸，在關節處堆積之後，讓關節產生不舒服的感覺。而尿酸是細胞代謝普林過後的廢物，並不是所有人攝取高普林含量的食物，都會產生令人難受的痛風。有痛風的人，平時攝取動物性高普林食物要特別注意，植物性的高普林食物倒不用特別擔心；另外，要多吃蔬菜、水果來抗氧化，多喝水降低尿酸濃度，少喝酒可以降低痛風的機率。

❓ 痛風的人不能吃豆製品？

　　我的一位親戚最近發現自己偶爾會痛風發作，很緊張地打電話問我：「怎麼辦？最近我為了保養身體，幾乎都改成吃素，所以吃了很多豆製品及菇類，但是最近痛風偶爾會發作，害我很多食物都不敢吃，該怎麼辦？」

　　這位親戚的確很注重養生，只要是好的養生方式或是保健產品都願意嘗試，後來在聊天中才發現，原來最近他的兒子為了孝順他，買了蜆精給他

補，有時一天還喝到兩瓶，沒想到以前不曾有過的痛風居然發作！他一直以為是因為最近偏向吃素，吃了較多的豆製品的關係；其實，依我的判斷應該是「蜆精」在做怪，因為蜆精是非常多的蜆濃縮萃取出來的，普林含量一定很高，因此，我建議他先暫停喝蜆精，並且多喝水，也許會有所改善。

⚠ 痛風，體質才是禍首

長久以來，大部分的人都認為普林含量高的食物是造成痛風的禍首，因為，普林在身體裡會代謝成尿酸，如果當身體產生過多的尿酸，或是尿酸排不掉沉積在關節裡，就會產生令人痛不欲生的痛風。其實，痛風和體質有非常密切的關係，也就是說，有的人的體質不會痛風，一天喝兩三瓶蜆精都沒關係，但是有痛風體質的人，可能一天喝一瓶就無法承受了。換句話說，不是食物中的高普林引起痛風，而是有痛風體質的人不得不限制高普林的食物。

痛風人的飲食要點

是不是高尿酸或是痛風的人，一切高普林的食物都不能吃呢？以前的觀念是這麼認為的。但是，最近的研究發現，只要是「植物性」來源的高普林食物，其實都和痛風或高尿酸沒有直接關係。也就是說，以前痛風病人不敢吃的豆腐、豆漿、香菇、蘆筍等，都可以大大解禁了！因此，現在要注意的高普林食物就比較單純了，我們只要限制一些動物性高普林的食

物，如海鮮、肉類及內臟就可以了。

此外，酒類與痛風的關係也一直受到關切，尤其是酒精會加速尿酸的產生與沉積，而會加速痛風發作第一名的，就是啤酒，啤酒除了酒精以外，還有酵母這種高普林的成分；烈酒則是加速痛風發作第二名的酒。但說來奇怪，最近有研究發現，葡萄酒似乎與痛風的發作沒有直接關係，可能與葡萄酒裡面一些植化素的保護有關，目前原因尚未查明，但是，我個人認為有痛風的人，飲用任何酒類應該都要有所限制。

痛風人的五大保養原則？

① 多吃蔬果

多吃蔬果對於防止痛風發作有絕對的幫助，因為，我們體內尿酸的產生有 80% 是因為細胞老化，裡面的遺傳物質 DNA 破碎進而代謝成尿酸。如果，我們的飲食缺乏一些從蔬果來的抗氧化營養素 (如維生素 C) 或是植化素 (如花青素、檞皮素等)，我們的細胞會受到自由基的攻擊，會使大量的 DNA 破碎，產生大量的尿酸。此外，大量的蔬果會讓血液比較偏向鹼性，在鹼性的環境下，尿酸也比較不容易沉積於關節裡。

② 選擇喝低脂奶

在乳製品方面，通常是不用限制的。以前的觀念會建議痛風的人不要喝含乳酸菌的飲料，但是，目前研究發現，低脂奶或是低脂的優酪乳反而會減輕痛風的症狀，但是我覺得還是保守一點，急性發作期先不要喝。所以，有痛風的人可以試著每天喝一杯低脂奶。

③ 慢慢減重

體重過重的人也很容易有痛風的現象，所以，如果體重過重的人同時又有痛風的現象，第一步就是要減重，而且必須慢慢減，若一下子減太快，

反而會加速痛風的症狀。

④ 多喝水

另外還有一個飲食上的習慣是不能被忽略的，就是要多喝水。多喝水不但會加速尿酸的排泄，也會使體內尿酸濃度降低，不容易沉積在關節處，建議痛風的病人每天至少攝取 2000 ～ 3000c.c. 的水分。

⑤ 限制「動物性」高普林食物

多加節制「動物性」的高普林食物，但「植物性」高普林的食物並不用特別限制，如此一來，痛風病人的飲食就豐富多了。

總之，身體的尿酸大部分來自於細胞自身的代謝，食物的影響並不如我們想像的那麼大。所以，想改善痛風，反而是要把身體細胞變得「強壯」一點，記得要多吃蔬果幫身體補充抗氧化力，幫細胞抵擋一些氧化傷害，這樣就不會有太多的 DNA 被破壞後代謝成尿酸了。

延伸閱讀

痛風病人食物選擇表

食物類別	可以正常吃	盡量少吃	備註
植物性食物	全穀雜糧、蔬菜水果、堅果類、菇類、豆類、豆製品		請多吃五色蔬果，補充抗氧化力。
肉類	瘦肉	內臟、家禽的皮、肥肉	一般正常人也不應大量吃肉
蛋類	各種蛋類都可以吃		
海鮮	海參、海蜇皮、魚類（最好去魚皮）	貝殼類、蝦蟹類、白帶魚	若在痛風發作期，貝殼類、蝦蟹類、白帶魚要禁食，一般魚類與肉類一週約吃兩次即可
奶類	低脂奶、低脂優酪乳		一天喝一杯低脂奶，可以減輕痛風症狀
湯汁	清湯	火鍋湯、肉汁、濃肉湯	
酒類	葡萄酒	啤酒、烈酒	葡萄酒雖不會使痛風惡化，也應節制飲用
保健食品	諮詢專業人士	雞精、蜆精、酵母錠、靈芝	痛風急性期，雞精、蜆精、酵母錠都應禁止食用
水	每天喝 3000c.c. 以上		每 2 ～ 3 小時應喝 300c.c. 的水

映蓉博士的健康小叮嚀

1. 高尿酸症或是痛風的人，平時應多吃蔬果，「植物性」的高普林食物不用特別限制，只有「動物性」的高普林食物才需要限制。

2. 影響痛風較大的因素是肥胖、酒精、海鮮類及肉類吃太多，以及平時水喝得不夠。因此，體重控制、少喝酒、多喝水，控制吃海鮮及肉類的量，就可以大大減低痛風的機率。

3

高血壓的人就應該
吃得淡而無味嗎？

—

引起高血壓的原因很複雜，可能是遺傳、吸菸、
喝酒、肥胖、腎臟病等造成的，應請醫師診斷病
因。若血壓控制不當，可能會引發中風、心臟病、
腎臟衰竭和眼睛病變等後遺症。然而，除了藥物
控制以外，改變生活型態以及飲食控制，都能有
效控制血壓，並且減少其他疾病的風險。

⑦ 高血壓者，「食」在沒味道？

之前和一位多年不見的朋友相約吃飯，見到他時，我嚇了一跳，曾經上
百公斤的他，現在一瘦下來，配上一百八十幾的身高，彷彿金城武上身，
連他自己都說：「我的五官終於從油裡面浮現了！」他說因為之前體重太
重，血壓飆到快 200mmHg，開始意識到再不減重，可能隨時會中風，才
下定決心改變飲食習慣。

在用餐的過程中，我才發現他真的下了很大的毅力決心減重。他不但大量地吃蔬菜，而且每一口食物，都要先「過水」去除多餘的油脂和鹽分，這樣的飲食動作不但正確而且有效，尤其是外食族無法控制油和鹽分時，這種做法對血壓控制很不錯。不過如此做法，也會使得食物變得淡而無味，讓人不禁想問，難道有高血壓的人，就注定要吃得如此無味嗎？

⊙ 利用「得舒飲食法」向高血壓 Say Good-Bye ！

現代人因為經常外食，因此容易養成偏油、偏鹹的重口味。根據統計，現今台灣平均每四個人當中，就有一人血壓偏高，可見高血壓已不再是老年人的專利。高血壓患者首先要注意鹽分的攝取量，應控制在每日不超過5 公克（鈉 2000 毫克）的鹽分，此外還可以利用一種稱為「得舒飲食法」（Dietary Approaches to Stop Hypertension, DASH）採用高鉀、高鈣、高纖、高鎂、低鈉的飲食原則，來控制血壓，據研究發現，高血壓患者在進行得舒飲食法八週後，收縮壓降 11.4 毫米汞柱，舒張壓降 5.5 毫米汞柱，等同於一顆降血壓藥的功效。

「得舒飲食法」五大飲食原則
① 選擇全穀雜糧做為主食
像是糙米、紫米、蕎麥、燕麥、麥片、薏仁、地瓜、芋頭、馬鈴薯、山藥、蓮藕、栗子、蓮子、菱角、荸薺等，以增加纖維。

② 天天 5 + 5 蔬果

每天攝取 5 份蔬菜（相當正常 3 碗飯的煮熟青菜），最好是一次選擇多種顏色的彩虹蔬果，有助於吃到不同的植化素，另外就是多以鉀含量豐富的蔬菜為主，如芹菜、蘆筍、地瓜葉、莧菜、韭菜、菠菜、空心菜、青花椰菜、金針菇等，以及 4～5 份水果，如香蕉、奇異果、芭樂、橘子、梨子、鳳梨、哈密瓜、香瓜、桃子等，最好注意避免甜度太高。

③ 選擇低脂奶

牛奶中的豐富鈣質可降低血壓，而有乳糖不耐症的患者，可以改喝無糖優酪乳或是以無糖豆漿加上黑芝麻粉。

④ 紅肉改為白肉

盡量以魚肉代替其他紅肉類，最好能一週至少吃兩次以上的魚肉，此外，像是肥肉、家禽的皮、動物內臟和肉類加工食品能不吃就不吃。

① 吃堅果、用好油

吃太多的油脂會使體重增加，以及提高罹患心血管疾病的機率，所以高血壓患者除了不能吃太鹹以外，也不宜吃太油，建議選擇單元不飽和脂肪酸的油脂，如橄欖油、苦茶油等，一天攝取量不超過 30 公克。或是直接食用堅果來獲得油脂，一天不超過 30 公克就不會過量，堅果其中的鎂離子也有助於降血壓。

・ 有些人不適合吃「得舒飲食」

但是要提醒大家的是，應避免高磷、高鉀的腎功能不佳者，就不適合採用這種飲食法，還有像是腸胃吸收不良、胃潰瘍患者，應以循序漸進的方式，慢慢增加全穀類的攝取量，以幫助腸胃的適應力。

高血壓飲食的調味方式

　　已經吃慣重口味的人，一下子要嚴格限制鹽分的攝取，通常會感到難以適應而食不下嚥，因此可以多多利用天然食物原味的調味技巧，讓料理即使不添加過多的人工調味料，也一樣能具有豐富好滋味。

- **選用不含鈉的調味料**：使用白醋、蔥、薑、蒜、肉桂、五香、八角、胡椒、咖哩粉、檸檬汁，以及一些香草如薄荷葉、迷迭香等，都可以讓食物增加適口性。

- **烹調時放一些味道重的蔬果、辛香料或中藥**：如果要烹煮肉類，可以加一些有酸甜味的蔬果一起煮，如芒果、鳳梨、柳橙、番茄；或用一些味道較重的蔬菜、辛香料一起煮，如蔥、薑、蒜、洋蔥、九層塔、香菜、香菇；還可以加入一些中藥材增添香氣，如當歸、枸杞、人參、紅棗等，這樣即使不放鹽，也能讓料理很美味。

- **自己熬湯底**：市售雞湯罐或雞湯塊含鈉量都非常高，因此我們倒不如在家自製湯底，例如將昆布、柴魚一起熬，或是洋蔥加番茄、紅蘿蔔搭配玉米和高麗菜一起煮……，這些湯底不用加鹽就很有味道。

- **採用清淡的料理方式**：盡量以蒸、煮、燉、滷、汆燙等烹調方式，來取代油炸、油煎這類較為油膩的料理手法。

- **盡量避免吃加工食品**：現在的加工食品隨手可得，像是肉乾、洋芋片、炸薯條等零食，都是含鹽分很高的食物，高血壓患者可千萬不要只注意烹調時不加鹽，卻因為貪吃零食而破功。此外，酒精也會使血壓升高，所以高血壓患者不宜喝太多酒。

延伸閱讀

高血壓患者的血壓參考值

分 類	收縮壓 (mmHg)	舒張壓 (mmHg)	追蹤檢測時間
理想血壓	120	80	
正常血壓	<130	<85	二年內再檢測
正常但偏高之血壓	130-139	85-89	一年內再檢測
輕度高血壓	140-159	90-99	60 日再度檢測
中度高血壓	160-179	100-109	30 日再度檢測
重度高血壓	180-209	110-119	7 日內就醫
嚴重高血壓	≧ 210	≧ 120	立即就醫

映蓉博士的健康小叮嚀

1. 一旦罹患高血壓，除了藥物的控制外，最重要的是生活型態的改變，包括體重控制、戒菸、規律的運動，正確的飲食更是不可忽略的一環。

2. 特別提醒採用「得舒飲食法」的高血壓患者，不可自行停藥，應與醫師討論聽從專業建議後再做決定。

4

糖尿病患
吃這個也錯
吃那個也錯？

—

糖尿病的人什麼都可以吃，只是不能太「墮落」，
要維持一種「養生」的飲食觀，才不會面臨病痛
的折磨。可以盡量選擇由天然食材烹煮的食物，
例如糙米飯、烤地瓜、燕麥粥、薏仁，這些天然
的食材比加工食品好；若想吃點甜頭，可以使用
代糖；多吃蔬果，讓植化素幫你降血糖；飲食
中記得少油，就能降低病發的危險。

? 糖尿病患只能「食之無味」？

　　我經常在一些場合被問到：「我血糖比較高，有什麼不能吃？」或是「我
的長輩有糖尿病，什麼食物不能吃？」……很多人都以為有糖尿病的人很
可憐，什麼都不能吃，其實，糖尿病人，真的什麼都能吃，只是要吃得「很
健康」！

　　因為，糖尿病患者在飲食上沒有「墮落」的權利，不像一般人可以隨意

就吃兩球冰淇淋、一包巧克力⋯⋯嚴格說來，連正常人的飲食也不應該如此「墮落」，但糖尿病患的飲食，確實是要比一般健康人的飲食來得「養生」。這麼說來，有糖尿病的人真的連一點甜食都不能吃嗎？

ⓘ 避免攝取精緻甜食即可

其實，還是有些方式可以讓糖尿病患享受一些甜味，原則就是不要攝取精緻的甜食。

有人說糖尿病患不要吃稀飯、地瓜、玉米等澱粉類的食物，但事實上，只要選擇「低升糖指數（GI<55）」的食物，並控制吃下去食物的總醣負荷 GL 值在 10 以下就非常安全。此外，除了注意各種食物的低升糖指數，也要了解每一次吃進去食物的「碳水化合物總量」；另外一個重點是，血糖高的人盡量不要吃加工過的精緻甜食，如蛋糕、餅乾、糖果、麵包、中式糕點，主食多選擇由天然食材烹煮的料理，如糙飯、烤地瓜、燕麥粥、薏仁，這樣就不會對我們血糖造成太大的影響。

糖尿病飲食原則

• 如何在生活中加點甜味

糖尿病患者不適合吃太多的「蔗糖」，也就是最普遍的「砂糖」。因此糖尿病患最好訓練自己習慣低甜度的食物，如果真的想嚐一下「甜頭」，建議使用以下方式：

① 盡量使用代糖，但不宜過量。

② 避免使用高果糖糖漿，因為，目前市售果糖糖漿的果糖純度很低，使用後血糖容易波動。而且，攝取過量果糖與痛風、脂肪肝都有關係。

③ 建議食用寡醣，寡醣較不容易使血糖波動，對身體還有其他益處。

• 每餐利用「逆轉餐盤飲食法」降低血糖

① 我推動的「逆轉餐盤飲食法」，可以有效降低血糖。注意每餐進食順序，先吃大量的蔬菜，第二吃蛋白質類的食物，如豆、魚、蛋、肉，第三吃含澱粉的主食，如全穀雜糧類，最後再吃水果。在日本有研究發現，糖尿病患利用這種飲食方式連續兩年半，不但血糖下降，連血壓及其他血液生化數值都變得很好。

② 多增加全穀類纖維的攝取：飲食中多增加蔬果的攝取外，從主食類增加纖維量也相當重要。把白米換成糙米、把白麵包換成全麥麵包等，都是增加纖維攝取的方式。

③ 善用水溶性的纖維，它能延緩腸道中糖類的吸收，如燕麥（含豐富聚葡萄糖）、大麥、裸麥、洋車前子種籽、豆類、蘋果肉、柑橘果肉、木耳、愛玉、海藻、寒天等。

• 喝酒時要小心

飲酒並不會直接使血糖增加，反而會造成低血糖的危險。因為酒精的代謝不需要靠胰島素，但是，酒精會阻斷糖質新生作用，有時使用胰島素來降血糖的病患又喝酒，可能會有低血糖的危險。而血糖偏高的人或是第二型糖尿病患者，或許可以藉由「小酌」一些紅酒來降低血糖，也可以降低心血管疾病的風險。但要注意只可「小酌」，絕對不能「狂飲」喔！

‧ 多吃一些含有降血糖植化素的蔬果

我們平常都警告糖尿病患者，這個不能吃、那個不能吃，其實有一些蔬果中含有降血糖的植化素，可以多鼓勵患者多吃一點。我將這些降血糖的植化素整理在延伸閱讀的表格中，大家就可以比較清楚哪些蔬果是有幫助的。

其實，這些糖尿病患的飲食原則也適用於一般健康的民眾，而糖尿病患者只要不嘴饞，還是可以健康的享用很多食物喔！

延伸閱讀

幫助降血糖的植化素與蔬果

植化素	作用原理	富含此植化素的蔬果
烯丙基丙基二硫醚 (allyl propyl disulphide, APDS)	APDS 能讓血液中的胰島素濃度增加，幫助血糖順利進入細胞中被利用，有降血糖的功能	洋蔥
兒茶素 (catechin)	兒茶素經研究證實，可抑制腸道內澱粉分解酵素的活性、降低腸道吸收葡萄糖的速度，能減緩飯後血糖上升的程度。兒茶素還可強化胰島素的作用，幫助血糖進入細胞中被利用	綠茶
楊梅素 (myricetin)	楊梅素可以讓血糖跑去肝臟細胞中合成肝醣，或是幫助脂肪細胞合成脂肪，不讓血糖滯留於血液中	芹菜、菠菜、小白菜、萵苣、大蒜、甘薯葉、芭樂等。
綠原酸 (chlorogenic acid)	綠原酸具有幫助身體調控血糖的功能，它能減緩肝醣轉換成血糖的速度，此外，也能減緩腸胃道吸收糖分，因而能緩和飯後血糖急速升高的現象	牛蒡、酪梨、胡蘿蔔、番薯、蔓越莓、蘋果、櫻桃、紅石榴、茄子、藍莓等
V- 胰島素 (V-insulin)	這種含硫的多胜肽類，結構式和胰島素很像，也具有降血糖的功能	苦瓜
苦瓜苷 (charantin)	刺激胰臟的 β 細胞分泌胰島素，而胰島素是將血液中的葡萄糖帶入細胞內利用的重要物質	苦瓜

映蓉博士的健康小叮嚀

1. 血糖高的患者可以多吃一些苦瓜、洋蔥、地瓜葉、牛蒡、芭樂等蔬果，平時也可以喝一些綠茶。

2. 糖尿病患者進食一定要定時定量，不可以一餐沒吃、另一餐又吃特別多；尤其是第一型糖尿病患者，要施打胰島素時，飲食與運動都需有固定的時間、固定的量，並密切與醫師配合。

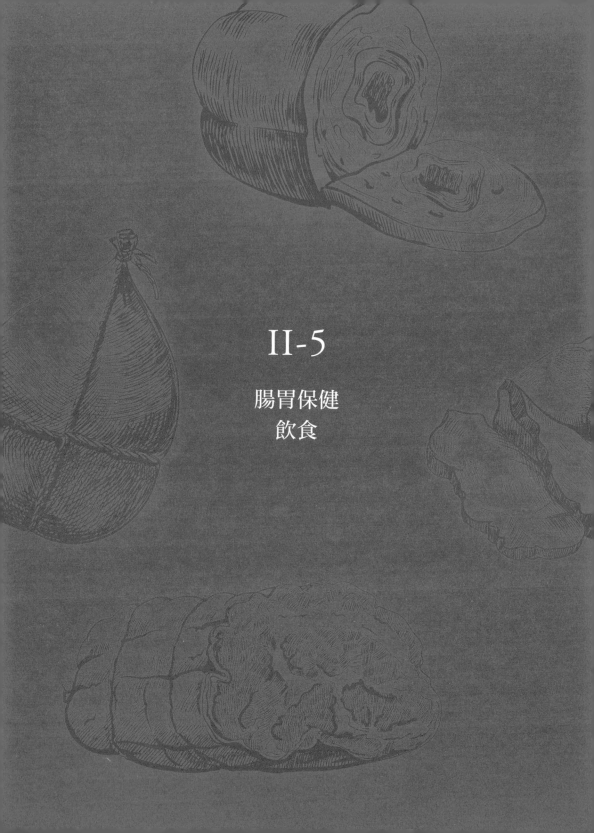

II-5

腸胃保健
飲食

1

乳酸菌對腸道
健康嗎？

—

想增進腸道的健康，可以透過吃益活菌來增加腸內的益菌，也可以多吃蔬菜水果，使腸子成為益菌良好的繁殖環境。雖然可以藉由優酪乳中的乳酸菌來增加益菌，幫助腸道健康。但我們平常已經攝取很多蛋白質，例如肉、蛋、魚等，造成多餘的蛋白質累積，可透過優酪乳來補充益菌，但也可能因此增加身體消化蛋白質的負擔。

? 飲啦！優酪乳裡飼益菌？

　　有好長一段時間大家對乳酸菌的喜好度很高，也都很推崇乳酸菌的功效，常常聽到很多人在討論有沒有吃乳酸菌？有沒有吃三益菌？甚至，有的人會跳出來說：「喔！這不夠！現在有七益菌、八益菌……」更有人說：「其實 XX 菌比較好，還能夠抗過敏」……大家總是熱烈討論到底要選擇哪一種菌？應該怎麼吃？沒想到，之後居然有一位日本醫師說：「經常食

用優酪乳的人，腸相未必較佳……還有可能使腸相逐漸惡化……」這下子又有很多人跑來問我：「真的那麼糟嗎？那我每天都喝優酪乳怎麼辦？」

⚠ 喝不喝優酪乳沒關係！

曾經有很多人，因為沒有補充乳酸菌或優酪乳而不安，現在又有很多人，為了補充乳酸菌或優酪乳而擔憂！其實，無論什麼食物或保健產品，正反兩面的聲音都常常出現，重點還是民眾要能多留意營養相關的知識，才不會無所適從。因此，我們應該先了解腸道裡的細菌到底是怎麼生長？再來想辦法要如何讓腸道的好菌長得更好！這樣也不會盲目的跟從流行，食用一堆沒必要的保健食品。

透視腸內的益菌與壞菌

一般來說，成人的大腸約有 150 公分，裡面的菌種大約有 400 種，總數量更高達 1×10^{14} 個；這些細菌可略分為益菌和壞菌，兩者的功能整理如下：

- **益菌對身體的作用**
① **對抗進入身體的病原菌**：如果不小心吃進去一些不好的菌，除了胃酸可以先行殺菌外，我們腸道裡的有益菌可以擔任保衛的工作，對抗這些病原菌。
② **合成維生素**：我們身體凝血所需要的維生素 K，有 10％是來自於腸道細菌的合成。
③ **製造短鏈脂肪酸**：這些益菌會製造一些有機酸，如醋酸、鉻酸等，除

了可以提供腸細胞本身生長的能量，也能刺激腸道蠕動。

④ **活化植化素**：有一些存在植物中的植化素，如木酚素 (lignan)，腸道的益菌會把它轉化成類似植物雌激素的物質，能發揮雌激素的調節特性。

⑤ **控制大腦發育與行為**：越來越多研究證實腸道是我們的第二個腦，現在更有「菌腦腸軸線」的說法，也就是說，腸道菌能直接影響中樞神經，中樞神經也會直接調控腸道菌。

- **有害菌的負面作用**

① **毒化一些化學物質**：有些藥物或化合物已被肝臟解毒，但是到了腸道又常被腸道壞菌毒化再吸收進身體。

② **製造毒素**：有一些未消化、未吸收完的蛋白質，腸道的細菌會把它轉成有毒物質，所以，蛋白質不要吃太多，夠身體利用就好。

因此，我們絕對要想辦法讓腸道的益菌變多、壞菌變少，這樣身體會比較健康；其實要讓身體的益菌變多的方式，並不是只靠喝優酪乳就可以辦到。以下還有一些方法可以讓腸道好菌長得很強壯，可大致分為外源性的補充及內源性的增生兩種。

增強腸內益菌的方法

- **外源性的增生方式**

我們可以藉由外在有益菌的補充來增加腸道的好菌，我們稱這些由外面補充進身體的為「益生菌」(probiotics)，世界衛生組織有幫益生菌下一個定義：「活的微生物，用量充足時，對宿主可以產生健康效益。」但要注意的是，這裡所謂的益生菌是指「活的」菌，我們要補充活菌才算有效。所以，我們選的菌必須要通過胃酸、膽汁的考驗，在腸道還能存活才算是

活菌。目前益生菌常存在於優酪乳、味噌、泡菜等食品中，一些保健食品也常以膠囊、錠劑或粉狀的方式提供益生菌。

• 內源性的增生方式

有些人因痛風或是不喜歡優酪乳的味道，無法額外補充乳酸菌，這時也不用太緊張，我反而覺得用「內源性增生」的方式更好、更自然。

方法就是，我們給腸道好菌一些食物，讓原本在我們腸道中的好菌，自然地在腸道中繁殖生長。這些腸道好菌所需要的食物，我們稱做「益生質」(prebiotics)，更精確的定義是「食物中無法消化的成分，能選擇性促進一種或數種結腸中的細菌生長，進而對宿主產生保健功效」的菌種。最常見的益生質是「寡醣」，而寡醣多存在一些天然豆類、蔬菜類如洋蔥、大蒜、牛蒡等中，目前也有食品科技製造出一些寡醣做為替代醣類或是保健食品，如果寡醣、異麥芽寡醣、半乳寡醣、木寡醣等。

至於，「乳酸菌對腸道健康嗎？」答案應該是肯定的。只是我們不一定要靠喝優酪乳來增加益菌；如果我們平常已經吃很多蛋白質的食物，如肉、蛋、魚等，再靠喝優酪乳來補充益菌，反而會增加身體吸收過多蛋白質造成的負擔。因此，要有健康的腸相，除了想辦法讓腸中的益菌變多以外，一定要記住多吃蔬果，蔬果有很多膳食纖維，還有更多植化素，都是促進身體健康的寶藏。如果只想靠喝優酪乳來保持腸道健康，很有可能會使腸相更糟糕。

延伸閱讀

什麼是 ABC 三益菌？

在這些益生菌中，最重要的就是乳酸菌 (lactobacillus) 及雙歧桿菌 (bifidobacterium) 兩大類，而酵母菌 (saccharomyces) 則占少數。

而最常被詢問的 ABC 三益菌是指什麼呢？A 菌是指嗜酸乳桿菌 (lactobacillus acidophilus)，B 菌是指雙歧桿菌 (bifidobacterium sp.)，C 菌則是指凱氏乳桿菌 (lactobacillus casei)，這並不是原有的分類，是廠商為了行銷乳酸菌刻意創造出來的一種溝通語言。其實，不止 ABC 三益菌有保健功效，一些常用的益生菌也很值得了解。

增加腸道益生菌主要的方式

	來源	主要保健成分	食用劑量	購買注意事項	保健功效
外源性增生法 (probiotics)	優格 優酪乳	乳酸菌 (lactobacillus) lactobacillus acidophilus lactobacillus casei lactobacillus paracasei lactobacillus rhamnosus lactobacillus bulgaricus lactobacillus fermentum 雙歧桿菌 (bifidobactterium) bifidobactterium longum bifidobactterium lactis Bb-12 bifidobactterium bifidum 酵母菌 (saccharomyces) saccharomyces boulardil	每天補充 10^9 個以上活性優質益菌	1. 確定購買的是活菌 2. 通過健康食品認證的產品為佳	1. 治療腹瀉 2. 預防與治療女性泌尿道感染 3. 降低膽固醇 4. 抑制病原菌生長
	膠囊、錠劑、保健食品的益生菌				
內源性增生法 (prebiotics)	蔬菜 （如：大蒜、洋蔥、牛蒡、豆類）	果寡醣 (fructooligosaccharide) 棉籽糖 (raffinose) 水蘇糖 (stachyose)	天然蔬果無特別上限	以新鮮蔬菜為原則	1. 增加腸道有益菌 2. 降低有害細菌的酵素活性 3. 增加鈣質吸收 4. 低熱量的甜味劑
	膠囊、糖漿、粉狀保健食品的益生質	果寡醣	3～8公克	購買時需注意寡醣的純度，選擇純度越高的產品越好	
		異麥芽寡醣	10公克		
		半乳寡醣	2～5公克		
		木寡醣	1～3公克		

映蓉博士的健康小叮嚀

1. 增加腸道的益菌是促進健康的必要方式，不一定要靠喝優酪乳才能增加好菌，還有其他好方法。

2. 要有健康的腸相，不是只靠補充乳酸菌，一定還要吃大量的蔬果。

2

胃不舒服，
喝牛奶真的有用？

—

引起胃不舒服的原因相當多，可能是消化不良、
胃脹氣、胃食道逆流、消化性潰瘍等，然而，這
些症狀都可經由飲食的調整而改善。以往許多人
認為胃痛時要多喝牛奶、多吃稀飯來養胃，事實
上可能有害無益，讓我們一起來探討吧。

? 喝牛奶可以治胃痛？

　　關於胃痛這件事，我可以算是專家，從國中開始面臨聯考的壓力時，我
就知道什麼是胃痛了。當然，胃痛這件事一直持續到我長大以後，有時痛
起來還會痛到後背！有次還去醫院檢驗自己是否感染了幽門桿菌，經過治
療後，我才慢慢擺脫胃痛的折磨。

　　還記得小時候，每次只要胃痛起來，母親總會溫柔的端一杯溫牛奶叫我

喝下去，喝下去那一刻的確舒服很多，但是，過一陣子疼痛的感覺又上來了，只好再吃制酸劑，不舒服的感覺才會慢慢消失。到底喝牛奶跟抑制胃痛有何關係呢？

! 暫時舒緩胃痛，卻造成更大的負擔

早期舒緩胃痛的古老方式就是喝牛奶，但是後來發現，這只是利用牛奶中的蛋白質來暫時中和胃酸，也只能暫時「掩蓋」疼痛的感覺。然而，牛奶中的酪蛋白遇到胃酸，會變性成更不好消化的蛋白質，平常胃如果沒有發炎，可以消化這種蛋白質，如果胃發炎了，消化這種蛋白質就是一種負擔，此外，別忘了牛奶中的鈣質含量也高，反而會刺激胃酸分泌。所以，下次胃痛時不要喝牛奶，先喝胃乳可能比較有用。

引起胃痛的原因

其實造成胃痛的原因非常複雜，不一定是胃潰瘍，我們先針對引起胃痛的原因來探討飲食要注意的地方：

• 消化不良

大概有 1/4 的成人有過消化不良的經驗，症狀如腹脹、打嗝、反胃，甚至會胃痛，很多人不是胃部真的有實質上的病變，而是和飲食、壓力或生活因子有關。可以細心去觀察，當自己吃哪些東西時胃會不舒服？像我每次吃青椒一定胃不舒服，所以，就會盡量避免吃到青椒。

【消化不良的飲食原則】

① 找出自己不能吃的食物，盡量避開不吃，如糯米、油炸、乳製品等。

② 一定要細嚼慢嚥，讓口水充分與食物混合，每口嚼 20 ～ 30 次。

③ 不要吃太飽，只吃八分飽。

・胃脹氣

有的人很容易胃脹氣，是因為食物積在胃中下不去，時間一久，就在胃裡面發酵產生氣體。除了要注意下列飲食外，還要記得多走動，促進腸胃蠕動。

【胃脹氣的飲食原則】

① 不要一邊吃東西，一邊說話，減少吞入空氣的機會。

② 減少咀嚼口香糖，也是減少吞入空氣的機會。

③ 少吃發酵的食物，如麵包、蛋糕。而且這些食物含糖量高，更容易在胃中發酵。

④ 少吃糯米類的食物，因這些食物通常含油量高，如粽子。而太濃郁的乳製品等不易消化的食物也會留在胃中發酵。

⑤ 不要喝會產氣的飲料，如汽水、可樂等。

・胃食道逆流

其實有很多人都不知道自己有胃食道逆流的情形，也就是下食道的括約肌鬆了，使胃酸跑到食道，症狀輕的人沒感覺，但有的人會產生心灼熱的症狀，嚴重者還會胸骨疼痛、聲音嘶啞，甚至引起氣喘。

【胃食道逆流的飲食原則】

① 盡量不要吃太飽，尤其不要吃高脂肪、高蛋白、高糖分的食物。

② 少吃酒精、薄荷或油炸食物，這些都會使下食道的括約肌放鬆，增加胃酸逆流的機會。

③ 避免喝咖啡、發酵性酒品(如葡萄酒、啤酒),這些飲品會刺激胃酸分泌,加重症狀。

④ 像胡椒、辣椒或是太酸性的食物或飲料,會對食道產生刺激感,應減少食用。

⑤ 吃完飯後不要馬上躺下,睡前三小時最好不要吃東西。

• 消化性潰瘍

　　無論是胃潰瘍或是十二指腸潰瘍,都是消化道黏膜的防禦及修復系統出了問題,大部分是幽門桿菌感染引起的;而壓力太大或是吃太多止痛劑,也會引起消化性潰瘍,所以飲食的原則就是不要刺激消化道黏膜,讓黏膜有修復的機會。

【消化性潰瘍的飲食原則】

① 不可以喝酒,酒精會刺激胃酸分泌。

② 避免喝咖啡和含有咖啡因的食物,如茶、巧克力。

③ 少吃刺激性的辛香料,如胡椒、辣椒。

④ 少喝牛奶及少吃乳製品。

⑤ 不要吃稀飯,因為稀飯會增加胃酸的分泌。

　　其實,胃部不舒服,最好先去看醫生確定是哪一種原因引起的。雖然無論哪種病因採用「溫和飲食」準沒錯,但這些都是參考,因為自己的身體自己最清楚,大家要好好傾聽身體發出的聲音,了解哪種食物會讓自己的胃不舒服。

延伸閱讀

胃不舒服時的飲食忌宜

食物種類	可食	忌食
奶類及奶製品	無	胃正在不舒服時，最好不要喝牛奶及吃奶製品
豆、魚、蛋、肉	質地較軟的豆、蛋、魚、肉均可	質地較硬的豆、蛋、魚、肉應避免，如牛筋、硬豆乾、肉乾、鐵蛋等
蔬菜	只要質地不要太粗糙，在口中嚼細均可。可多吃綠花椰菜及高麗菜	竹筍、芹菜、金針菇等纖維特粗的
水果	不要太酸、太甜的水果均可	太酸、太甜、纖維太粗都不宜，如香蕉、鳳梨、柳橙、龍眼、荔枝
全穀雜糧類	大部分均可	糯米、稀飯
油脂	一般食用油均可，多用苦茶油	含太高油脂或油炸食物應少吃。太油的肉湯也應少喝
調味料	不刺激的調味料均可	辣椒、胡椒、芥末、咖哩、沙茶、大蒜等刺激性調味料
飲料	除右列均可	咖啡、茶、酒、太甜的飲料都不宜，如奶茶及氣泡性飲料
點心	蘇打餅	高糖、高油的點心均不適宜，如蛋糕、麵包

映蓉博士的健康小叮嚀

1. 常常胃不舒服的人，一定要去檢查是否有幽門桿菌感染，如果確定感染，一定要徹底治療，不但可以減輕不適的症狀，也能減少胃癌的機會。

2. 花椰菜及高麗菜含有蘿蔔硫素，可以抑制幽門桿菌，而且高麗菜含有 s-methylmethione 可加速黏膜修復，因此，消化性潰瘍的病人可多吃花椰菜及高麗菜。

3

便祕可以
多喝牛奶？

—

有些人發現自己喝牛奶會拉肚子，就高興地以為
可以就此改善便祕。事實上，這只是因為腸胃的
乳糖不耐症產生的現象，並不是因為腸相變好改
善了便祕。對抗便祕，要從飲食和生活習慣去調
整，記得多喝水、多吃蔬果、多吃未加工的豆類、
酌量吃堅果類，也可以喝點咖啡，有便意時不要
忽略，平時要多走動和按摩肚子幫助活絡腸胃。

？ 拉肚子＝改善便祕？

隔壁的李伯伯長期有便祕的問題，有一次，他看到我很興奮地說：「我
終於找到一個解決便祕的方法！現在我只要三四天沒排便，就會去買一瓶
牛奶喝，然後就『拉』出來了！」我想一定很多人和李伯伯一樣，對於能
否用喝牛奶來解決便祕的問題感到很疑惑。

! 拉肚子真正的原因

其實，李伯伯的狀況是真的「拉」肚子，因為，李伯伯喝牛奶時，不是因為腸子「調順」了，而是利用乳糖不耐症造成拉肚子的現象，把堆積在腸子中的糞便「拉」出來。所以，腸道的功能並沒有恢復，這樣的作法是不正確的，反而會使腸道受傷！久而久之，等腸道慢慢適應牛奶中的乳糖後，這種「拉」的現象就不會再發生，便祕的情形又會再現，所以，便祕必須從正確的飲食及作息改變起。

對抗便祕的飲食秘笈

我們先來看一下便祕的人在飲食上應注意的六大原則：

① 多喝水

這是最簡單但最容易被最忽略的重點。很多人整天在冷氣房裡，一天喝不到一杯水，糟糕的是，若是口渴就喝高果糖飲料，這些飲料不但解決不了便祕，有時還因為太甜引起腸脹氣。所以想要預防便祕，建議一天至少要喝 1500 ～ 2000c.c. 的水，尤其是早上一起床喝一杯 500c.c. 的溫水，可以促進腸胃蠕動，增加便意。而且，纖維吃多，水也要跟著喝多，否則也會便祕。

② 多吃全穀雜糧類

目前大部分的家庭都是食用精白米，我建議大家把主食改成未碾過、精緻過的糙米或是五穀米。有時候早餐吃吃烤地瓜來取代白麵包也是相當好的選擇。

③ 多吃高纖的蔬果

吃蔬果時不要去掉果菜渣，像蘋果的皮洗淨後可以吃下去，柳橙也不要只吸果汁，一定要連果渣一起吃下去。打蔬果汁時也不要濾渣，應該喝全蔬果（連皮）一起打的果汁。市售蔬果汁所含的「原汁含有率」相當低，而且所含纖維更不可能達到我們需要的量，所以，便祕的人應多吃原態蔬果，但不是喝市售的蔬果汁。

④ **多吃未加工的豆類**

可以多吃未加工的豆子，如黃豆、紅豆、綠豆等，加工過的豆製品會失去幫助解除便祕的功效，像豆花、豆漿、豆腐的纖維並不高，無法解除便祕。

⑤ **攝食適量的堅果類**

每天可以吃 30 公克的堅果類，堅果含有豐富的纖維，吃生菜沙拉時放些堅果，如芝麻、杏仁、南瓜籽等，不但可以增加纖維質，而且堅果中的油脂可以適度滋潤腸道，除此之外，更可以獲得堅果中的微量礦物質及植化素。

⑥ **試著喝一些咖啡**

咖啡有可以幫助腸子蠕動的物質，排便不順時可以試著喝一點黑咖啡，很快就會有便意，能解除便祕現象。但是要注意咖啡容易對胃腸的黏膜有傷害，建議不要空腹喝咖啡。如果有胃炎、胃潰瘍或十二指腸潰瘍應停止喝咖啡。

改善便祕的生活習慣

要預防或改善便祕，除了以上的飲食原則要留意以外，一些日常生活習慣也要注意：

• **不要忽視便意**

常常忽視便意，久了就會有便祕的情形出現，像有些人非常堅持一天只排一次便就可以，其實，這是不正確的，排便就像尿尿一樣，只要有感覺就要去排，一天兩三次或三四次都是正常的，只要不是水便、黏便，不必執著於每天只能上一次大號，而且只在固定的時間排便。每天排便的次數多，較能排出體內的宿便，使腸道乾淨。

- **要多走動**

如果整天坐在辦公室裡工作，都沒有機會走動，腸子也會跟著懶了起來，當腸子懶得動時，就會產生便祕的現象。所以，在辦公室裡，沒事就要起來走一走、動一動。

- **按摩肚子**

如果無法排便時，可以用薄荷油塗抹肚子，順時鐘按摩 30 下，以幫助腸子蠕動。

延伸閱讀

改善便祕的食物

分類	食物	機轉／注意事項
奶類	優酪乳	含乳酸菌，幫助腸道好菌生長，產生有機酸，促進腸道蠕動
豆類	黃豆、紅豆、綠豆	1. 豆的外皮含高纖，可促進腸道蠕動 2. 可以煮黃豆飯，煮豆漿不濾渣
全穀類	五穀飯、糙米、玉米、燕麥	1. 含高量的纖維素，能刺激腸胃蠕動 2. 燕麥的膳食纖維比糙米高，水溶性纖維可增加糞便含水量，以利排便

根莖類	地瓜、芋頭、南瓜	1. 含高量的纖維素，能刺激腸胃蠕動 2. 這些食物容易脹氣，容易脹氣的人少吃
蔬菜	牛蒡、竹筍、芹菜 白蘿蔔、四季豆	1. 竹筍、芹菜含不溶性纖維很多，可促進腸胃蠕動，增加糞便的量 2. 牛蒡不但纖維量高，還含有豐富的寡醣（菊糖），是腸道益生菌的食物，可促進腸胃蠕動 3. 白蘿蔔可以幫助穢氣從腸道排出，改善脹氣及便祕 4. 豆莢含豐富的纖維，能促進腸胃蠕動、排便
水果	柿子、蘋果、木瓜、水梨	1. 柿子是所有水果中纖維量最高的，可以刺激排便 2. 蘋果具有雙向調節的功效，便祕時帶皮一起吃，拉肚子時就不要吃皮 3. 木瓜及水梨潤腸效果相當好
堅果類	芝麻、亞麻仁籽、杏仁果	這些堅果類不但纖維量高，也含有豐富的油脂，有潤腸排便的效果
保健食品	乳酸菌、寡醣、洋車前子纖維	1. 乳酸菌及寡醣都能幫助腸道益生菌長得更好，產生更多的有機酸，能刺激腸道蠕動 2. 洋車前子纖維能使糞便含水量增多，幫助排便

映蓉博士的健康小叮嚀

吃未成熟的香蕉反而會引起便祕，因為含有較多的鞣酸，對消化道有收斂作用，會抑制胃腸液分泌及腸胃蠕動，不能用於潤腸通便。

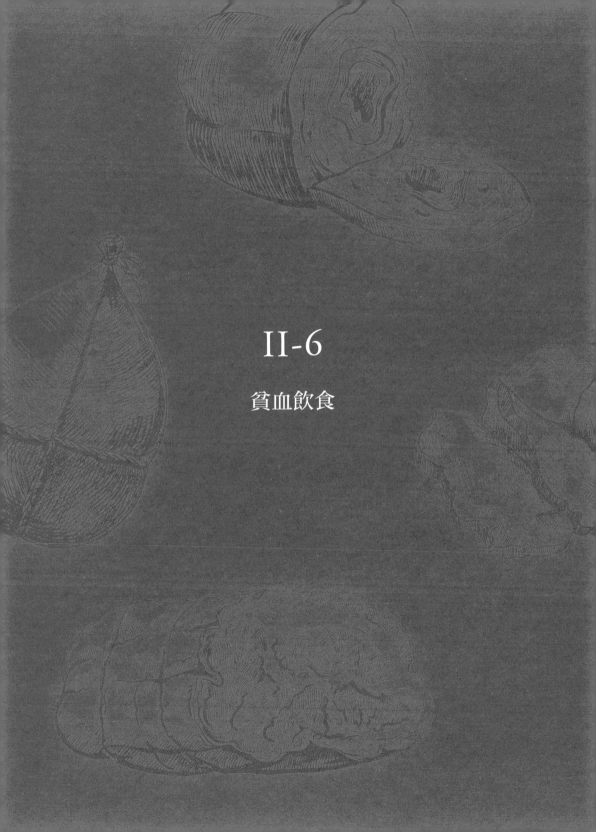

II-6

貧血飲食

1

補血要多吃
紅色食物？

—

番茄汁不是含鐵豐富的食物，用來補血其實效果不彰，不要被它紅色果汁的顏色給誤導。而要改善貧血，第一步是要找到貧血的原因，並不是所有的貧血都是缺鐵造成的。若是因為缺乏鐵質而貧血，要好好檢視飲食中所攝取的鐵質，是否能夠充分吸收？或是出現干擾鐵質吸收的因子？也可以多攝取一些能夠幫助鐵質吸收的食物，這些都是檢查身體攝取鐵質的好方法。

(?) 紅色植物都含鐵質？

前一陣子遇到兒子同學的媽媽，臉色看起來很蒼白，她說自己貧血很嚴重，不但會頭暈，連呼吸都常覺得喘，所以她現在拚命吃牛排來補鐵；過一陣子，我又遇到那位媽媽，果然氣色好多了，但是她跟我說：「妳知道嗎？我有一個月每天吃牛排，貧血的症狀是改善了，但是現在膽固醇偏高，所以，我現在改喝番茄汁。」我聽了趕忙幫她機會教育一番，因為，我覺

得一般大眾然對含鐵食物的觀念似乎有些極端，就像大家都熟知紅肉含鐵質，但除了紅肉以外，一般人也常以為植物性的食物，只要是紅色的就代表能補血，如番茄、櫻桃、甜菜根等這些紅色的蔬果，都被相傳是補血的食材。但事實上，這些紅色的蔬果含鐵量並不高呢！

ⓘ 貧血就是缺乏鐵質嗎？

首先我必須提醒大家，不是所有貧血都是因為「缺鐵」造成的，應該先請醫生檢驗一下血球的型態，如果血球變大，就要懷疑是不是缺乏維生素B12 或葉酸？若是血球變小或血色素偏低，就要考慮是缺鐵了。

但是，大部分的貧血還都是缺鐵所造成，尤其是女性，十個人就有一個有缺鐵的問題，其中在生育年齡的女性，因為每個月要面對生理期，有些人貧血的問題更會更加嚴重。另一個容易缺鐵的年齡層則是一兩歲的幼兒，因為剛轉換副食品，如果母乳的鐵質不夠，小朋友也很容易缺鐵。此外，吃素的人如果在飲食搭配上不注意，也是非常容易缺鐵的一個族群。

檢視飲食中的含鐵食物

缺鐵聽起來似乎不是什麼大病，但是如果長期不注意，也會引起問題：小朋友如缺鐵會影響生長、腦部發展及日後的學習成效；成人如果常常覺得注意力無法集中、容易疲倦、運動一下就容易喘、有時會頭暈，也可能是缺鐵現象……凡此種種，就必須徹底檢討自己的飲食是否有問題。

首先，我們要檢視飲食中是否有充足的含鐵食物。雖然很多食物都含有

鐵質，也有許多資訊提供我們各種食物的鐵含量，但是光知道食物中的鐵含量還不夠，因為不是食物中所含的鐵，全部都可以被人體吸收。而且，動物食物及植物食物中的鐵吸收率也差很多。

你的飲食中是否有干擾鐵吸收的因子？

如果你是素食者，大部分的鐵質都來自於「非血鐵質」，那就要特別注意以下可能干擾鐵質吸收的因素：

① 食物中的草酸鹽、磷酸鹽都會降低鐵質的吸收。像菠菜一直以來都被定位為補血的蔬菜，但是，菠菜的草酸鹽量很高，會妨礙鐵的吸收，所以，還不如多吃一些莧菜、紅莧菜、紅鳳菜這些草酸鹽含量低的食物。

② 茶和咖啡含有許多多酚類的化合物，會阻礙鐵的吸收。尤其是素食者，盡量避免用餐完畢後馬上喝茶或咖啡，最好是用餐完畢一個小時以後再喝茶或咖啡。

③ 大量的鈣值會降低鐵質的吸收。有貧血的人如果要補充鐵劑及鈣片，千萬不可以一起服用，也不可配牛奶來服用鐵劑。

而非素食的缺鐵者，可多食用一些動物性含「血鐵質」的食物，對於補充鐵質比較有效率。而素食者，建議在飲食中多攝取一些維生素 C 含量豐富的食物，如柳橙、奇異果、芭樂等，因為維生素 C 可以將植物性鐵質的吸收率提高三倍。因此，建議缺鐵的素食者，餐後要用柳橙汁來代替咖啡。

至於，喝番茄汁是否能補血呢？聰明的你應該知道，那只是顏色的假象而已。大家不妨多利用延伸閱讀中營養分析表上的食物來補充鐵質。

延伸閱讀

　　我們大致可以把含鐵的食物分成「血鐵質」(heme-iron) 及「非血鐵質」(nonheme-iron)，人的身體對這兩種鐵質的吸收率差很多。接著，就讓我們來了解一下兩者的不同：

・血鐵質

　　即血紅素、肌紅素的鐵化合物，只要是動物的血液，或是動物的肌肉組織都含有這種血鐵質，像豬血、鴨血就含有豐富的血紅素，血鐵質也非常豐富；而像肉類，如牛肉、豬肉等紅肉，所含的肌紅素較高；而家禽及魚貝類，也都含有肌紅素，只是含量沒那麼高。

　　另外要注意的是，動物的肝臟、腎臟及腦，沒有含血液或肌肉組織，我們也不把肝臟、腎臟及腦裡面含的鐵歸於「血鐵質」。因此，肝臟雖然含有不少鐵質，但是吸收率並不是特別好。一般而言，我們人體對血鐵質的吸收率大概在 25％左右，如果身體缺鐵時，吸收率會提高，當身體鐵質充足時，吸收率則會下降。因此，就營養成分來看，依靠豬肝來補血，還不如吃豬心或豬血呢！而且這種血鐵質的吸收比較不會受到其他食物干擾。

・非血鐵質

　　這種鐵質存在於植物性的食物，以及動物性的肝臟、腎臟、腦中。這類沒有肌肉組織的肉類，以及我們在市面上買的鐵劑，也是屬於「非血鐵質」，但我們人體對這種鐵質的吸收率較差，大約只有 7.5％。這種鐵質非常容易受到同一餐中其他飲食成分的影響，而增加或減少它的吸收率。

　　所以，我們選擇含鐵食物時，不能只光看食物的含鐵量，還要看我們人體對不同鐵質型態的吸收率，例如同樣重量的豬心和莧菜其實含鐵量一樣，但是，真正能供給身體利用的鐵質，豬心是莧菜的三倍之多。因此，我在下一頁的營養分析表中，是以鐵質吸收率為考量，整理出各種可以供給身體利用的「鐵質量」食物，而不是

單純以「鐵含量」來選擇，這樣比較能幫助大家了解，吃哪種食物比較容易獲得可利用的鐵質。一般而言，成人男性及停經女性，每天需要 1 毫克的鐵，而生育年齡的女性每天需要 1.5 毫克的鐵。

各類食物的鐵質分析：食物實際可供身體利用的鐵量（食物中含鐵量 × 平均吸收率）

種類	>1.5mg/100g	1.5 ～ 1.0mg/100g	1.0 ～ 0.5mg/100g	0.5 ～ 0.3mg/100g
肉類	鴨血、豬血糕	牛肉乾、豬心	鴨肉、豬肝、雞心、牛腱、牛腿肉、豬肝連、牛腩	豬肉乾、牛小排、豬小腸、豬血、熱狗、豬大腸、豬腰
魚貝類	西施舌、文蛤、九孔螺、小魚乾、牡蠣、蝦皮、章魚	旗魚鬆、魚鬆	魚脯、蝦仁、鮭魚鬆、鳳螺、紅蟳、海蜇皮	烏魚、干貝、魷魚絲
蔬菜類	食茱萸	梅乾菜	紅莧菜、薄荷、山芹菜	野莧、莧菜、紅鳳菜
豆類	─	皇帝豆	紅豆、紅豆糊、素肉鬆	黃豆、五香豆乾、杏仁、豆腐皮、腰果、小方豆乾、素雞
堅果類	黑芝麻	─	南瓜子、蓮子、山粉圓、芝麻糊、葵瓜子、白芝麻、花生粉	─

映蓉博士的健康小叮嚀

1. 非素食者可多食用一些「血鐵質」含量高的食物來補充鐵質，如豬血、豬心、牛肉乾等。
2. 素食者用餐時要更小心，避免用餐時或用餐後馬上喝咖啡或茶，餐中或餐後應多補充含維生素 C 的水果或果汁，以促進「非血鐵質」的吸收。

2

高鐵＋高鈣的產品
真的有效嗎？

—

貧血的人，要先確認貧血的真正原因，如果需要補充鐵劑時，也應尋求醫師的專業建議，選擇合適鐵元素含量的劑型。平日保養，建議不要迷信「一食多補」的營養品，容易造成營養素的「相剋」，抵銷彼此的功效，例如常見的「高鐵＋高鈣」的食品組合，就不是好的營養搭配！此外，要注意鐵劑的服用方法，避免干擾鐵的吸收。

⑦ 高鐵＋高鈣＝營養多？方便多？

有一天幾個老朋友聚餐，感嘆自己年紀越來越大，各種毛病也都跑出來了！以前聚會時，都在討論哪裡好玩？哪裡好吃？現在聚會，都變成討論該吃什麼營養品？什麼保健食品？其中一個朋友抱怨，自己有些貧血，又被測出骨密度不夠，所以，目前要補充鐵劑又要吃鈣片，真是麻煩！還好她發現市面上有一種「高鈣高鐵」的營養品，她就不用煩惱什麼時候要吃鐵劑？什麼時候要吃鈣片了？那位朋友還順便請我推薦一下，哪一個品牌

的高鈣高鐵奶粉比較好？其他人也跟著把自己正在吃的保健食品都拿了出來，我們這才發現每一個人吃的保健食品種類實在太多了，也開始擔心這些東西會不會「相剋」？

ⓘ 高鐵與高鈣，相剋！

以朋友喝的高鈣高鐵奶粉為例子，就是典型的「相剋」。她因為貧血想要補充鐵劑，但是，又把鐵加在高鈣的牛奶中，鈣本身就是會降低鐵吸收的元素，所以，高鈣高鐵奶粉嚴格說來，是一個不太專業的設計。那麼如果要補充鐵劑，該注意什麼事項呢？

補充鐵劑之前，要先確定自己是因為「缺鐵」而造成貧血，不是因為缺葉酸或是維生素 B_{12} 而造成的「巨球性貧血」；如果是缺鐵補充鐵劑才有用，若是缺葉酸或是維生素 B_{12}，就不該補充鐵劑！雖說，喝高鐵高鈣奶粉好像一舉兩得，但這似乎不是明智的選擇喔！

正確補充有效的鐵劑

• **鐵劑的種類**

目前市面上的鐵劑型態大概分成三種，硫酸亞鐵 (ferrous sulfate)、反丁烯二酸亞鐵 (ferrous fumarate) 及葡萄糖酸鐵（ferrous gluconate），每一種鐵劑含鐵元素的量並不相同，葡萄糖酸鐵含鐵元素約 12％，硫酸亞鐵含鐵元素約 20％，反丁烯二酸亞鐵含鐵元素約 33％，所以，購買鐵劑時要看清楚自己所需的劑量是哪一種？

一般而言，如果你已經貧血了，醫生通常建議你補充鐵元素的劑量，會比每天身體的需要量多個二到三倍，例如美國疾病管制局 (CDC) 建議缺鐵性貧血的病人，每天要攝取兩次鐵劑，每次攝取鐵元素的量約 50 ～ 60 毫克，每次大概吃 325 毫克的硫酸亞鐵（大約一錠）。建議要補充鐵劑前，先和你的醫生、藥師、營養師商量一下，怎麼吃比較正確。

- **口服鐵劑的使用型態**

　　市面上的鐵劑最多的是錠狀或是膠囊狀，這兩種的吸收效果也最好；但是也有人吞嚥困難，或是小朋友可以採用液態的滴劑來補充鐵劑，但是這種劑型非常容易讓牙齒變黑；也有人覺得一天要吃好多次鐵劑很麻煩，可以選用「緩釋型」的鐵劑，一天只需要吃一次就好，但是這種劑型的鐵劑吸收比較不好。所以，我們可以依自己的需求選擇劑型。

- **鐵劑的副作用**

① 排便習慣的改變：吃鐵劑糞便顏色會變黑，但無須過度緊張，這屬於正常現象。還有很多人吃了鐵劑會便祕，可以請醫生開軟便劑一起服用。但是，有些鐵劑已經含有軟便劑，有些比較敏感的人，吃了反而一直拉肚子。如果有這種情形，應請醫生不要開內含軟便劑的鐵劑，軟便劑的劑量改由自己控制。

② 胃會不舒服：原則上鐵劑的最佳服用時間是飯前一個小時，但是，很多人空腹服用鐵劑胃會很不舒服，建議這種人服用鐵劑時，先減半劑量，等胃適應後再漸漸增加到醫生的建議量。如果飯前服用真的很不舒服，也只好改到餐後服用。但記得配上一小杯柳橙汁或維生素 C，以增加鐵的吸收率。

- **服用鐵劑的注意事項**

① 吃鐵劑不可以與鈣片、鋅等補充劑一起服用，以免干擾鐵的吸收。

② 吃鐵劑時也不可以和制酸劑（如胃乳片、胃散等）一起服用，因為胃酸會幫助鐵的吸收，吃了制酸劑會減少胃酸，降低鐵的吸收。

③ 在服用鐵劑時不可以喝咖啡、牛奶、茶、紅酒，這些飲料都會干擾鐵劑的吸收。

④ 服用鐵劑時，可以配上一小杯柳橙汁或維生素 C，以增加鐵的吸收率。

延伸閱讀

常見鐵劑營養分析

總類	葡萄糖酸鐵 （ferrous gluconate）	硫酸亞鐵 (ferrous sulfate)	反丁烯二酸亞鐵 (ferrous fumarate)
含鐵元素比率	12%	20%	33%
一個錠劑的量	325 mg	325 mg	325 mg
每一錠鐵元素含量	35 mg	65 mg	108 mg
可能副作用	便祕、胃不舒服、拉肚子、火燒心、噁心	便祕、胃不舒服、拉肚子	有苦味、便祕、胃不舒服、拉肚子、噁心、喉嚨刺痛
服用時間	餐前 1 小時或餐後 2 小時		
藥物交互作用	服用前後兩小時避免吃制酸劑或抗生素		
一般建議用量	1. 依各人狀況、請教醫生 2. 剛開始從一半劑量服用，慢慢再增加到全劑量		

> 映蓉博士的健康小叮嚀
> 1. 要服用鐵劑時一定要先請教醫生，選擇適合的種類、劑量，剛開始適應時可以服用一半劑量，再慢慢增加到全劑量。
> 2. 服用鐵劑時，不能和鈣片等營養品一起服用。

3

貧血一定是
缺鐵嗎？

—

貧血的肇因，除了常見的缺鐵之外，缺乏維生素
B12 或葉酸，也是造成貧血的重要因素。如果沒
有不正常的出血，通常要考慮自己的飲食習慣是
否有失衡，而導致鐵質、維生素 B12 或葉酸的吸
收不足。尤其人體無法自行製造維生素 B12，而
它又存在於動物性食物中，很容易被素食者忽
略，應該要特別注意補充方式。

？ 貧血補充鐵劑就沒事了？

　　朋友打電話來問我，她的公公最近頭暈得很厲害，她懷疑公公因為長期
吃素營養不均衡，「鐵」不足而導致貧血，想要我告訴她，哪些素食含鐵
量較高？或是哪一種鐵劑比較值得推薦？我一聽到她的公公吃素，馬上就
問：「妳的公公吃素多久了？全素還是蛋奶素？」朋友告訴我，他吃全素，
而且已經吃了快十年了。後來，我請朋友先帶他去醫院檢查一下，確認是

鐵不夠，還是其他問題？

　　要特別提醒大家，很多人都以為，貧血補充鐵劑就沒事了，其實貧血的問題沒有那麼單純。首先，要看一下自己身體有無不正常的出血？像女性月經量過多、腸道內出血等，如果沒有不正常出血，就很可能是飲食失衡。而在飲食方面，大家最常想到的是鐵質攝取不夠。但是，若是素食者，除了有缺鐵的營養問題外，還要考慮另一個因素，就是維生素 B_{12} 是否缺乏？

⚠ 飲食習慣是造成影響貧血的主因

　　因為我們人體不會自行製造維生素 B_{12}，而維生素 B_{12} 只存在於動物性食品，如肝、腎、心臟、乳製品等。沒有吃素的人，不太容易缺乏維生素 B_{12}，而且我們還會把多餘的維生素 B_{12} 儲存於肝臟；一般吃素的人，肝臟中的維生素 B_{12} 都還夠用 2～3 年。但吃素時間久了，又沒有特別補充維生素 B_{12}，很容易就缺乏。還有年紀大的人，因為胃部細胞老化，胃酸分泌減少，間接也減少維生素 B_{12} 的吸收，所以，老年人是否有缺乏維生素 B_{12} 也需要特別注意。

維生素 B12 的主要功能

　　除了鐵質，貧血的另一肇因是缺乏維生素 B_{12}，接著就來認識維生素 B_{12} 的主要功能：

① 紅血球成熟的重要因子

　　維生素 B_{12} 是紅血球成熟過程中非常重要的營養素，如果缺乏維生素

B_{12}，紅血球將停留在未成熟的階段，以致紅血球的體積會比一般的紅血球大，也就沒辦法像正常的紅血球一樣，運送足量的氧氣給身體各器官，因而產生貧血的症狀。

所以，如果有貧血的症狀，請先去檢查到底是什麼原因造成缺血？如果是單純缺血，血球的體積會比正常的小；若是缺乏維生素 B_{12}，血球的體積會比正常的大。所以，貧血時要做鑑別診斷，並不是一味的補鐵就能解決問題。

還有，維生素 B_{12} 缺乏引起的貧血，和葉酸缺乏所引起的情形類似，都是巨球性貧血，只是一般吃素的人比較不會缺乏葉酸，葉酸多是孕婦、長期酗酒或是吸收不好的人比較容易缺乏。

② 維持神經功能正常

有些缺乏維生素 B_{12} 的人，會有神經退化的現象，如四肢有刺痛、麻痺，嚴重者還會有無法專注、記憶力喪失、分不清楚方向等症狀。所以，缺乏維生素 B_{12}，不是只有貧血，也會有神經感覺異常的情形。

③ 降低心血管疾病的機率

人體在代謝胺基酸的過程中，有一種中間產物「同半胱胺酸」（homocysteine），如果代謝一切正常，同半胱胺酸會繼續代謝成甲硫胺酸；在這代謝過程中，需要足量的維生素 B_6、維生素 B_{12}、葉酸等必要營養素，如果缺乏維生素 B_{12}、葉酸，同半胱胺酸會累積於血液中，它在體內濃度過高時，容易引發心臟血管方面的疾病，如心肌梗塞、腦中風、阿茲海默氏症等。有些素食者，會因為嚴重缺乏維生素 B_{12}，而造成心血管疾病。

所以，飲食中必須要有充足的維生素 B_{12} 及葉酸，不但可以預防巨球性貧血，也可以降低心血管疾病的發生。

延伸閱讀

每 100 公克食物所含的維生素 B_{12} 量

食物	維生素 B12 含量（μg）
炒牛肝	105
蛤蜊（生）	49
玉米片（強化維生素 B_{12} 配方）	20
生蠔（約 7 個）	19.5
雞肝 (5 個)	16.6
雞內臟（熟）	9.4
阿拉斯加蟹	7.3
鮭魚（熟）	5.8
水漬鮪魚	2.98
牛肉漢堡肉（熟）	2.8
蛋（生）	1.2
蝦（熟）	1.1

成人維生素 B_{12} 每日營養素建議攝取量：2.4 μg

每 100 公克食物所含的葉酸量

食物	葉酸含量（μg）
雞內臟（熟）	257
葵瓜子	236
炒牛肝	206
扁豆（熟）	180
濃縮柳橙汁	154
蘆筍（熟）	135
蘿蔓生菜	135
菠菜（熟）	121
熟蕪菁	118
綠花椰菜（熟）	107
甜菜	80
葉萵苣（生）	73
大白菜	41
木瓜	39
柳橙汁	30

成人葉酸每日營養素建議攝取量：400 μg

映蓉博士的健康小叮嚀

維生素 B_{12} 只存在於動物性食物中，所以，素食者比較容易缺乏，建議素食者可以服用啤酒酵母，來補充維生素 B_{12}、葉酸。

4

吃素的人容易貧血，
怎麼辦？

—

素食者確實容易有貧血問題，主要是因為來自於植物性食物中的鐵質吸收率不佳，此外還可能缺乏另一造血的重要營養素——維生素 B_{12}，它只存在於動物性食物中，因此長期吃素的人，如果沒有注意補充，缺乏的情況其實挺常見的。除了直接補充鐵劑和綜合維他命之外，對於服用鐵劑會產生便祕或腸道不舒服現象的人，建議還是多補充含鐵的蔬菜、豆類及堅果食物，只要懂得掌握幾個正確補鐵的小技巧，素食者一樣能擁有紅潤好氣色！

？ 吃素讓你頭暈眼花、呵欠連連嗎？

之前我因為怕膽固醇太高，刻意完全不吃紅肉一段時間，之後就常常感覺頭暈眼花，剛開始還以為是內耳平衡系統有毛病，於是跑去看耳鼻喉科，檢查結果卻沒有問題，而且向來作息正常、睡眠充足，也有固定運動習慣的我，那陣子卻特別愛打呵欠，整個人感覺無精打采，最後去做抽血檢驗，才知道原來都是貧血惹的禍。

另外，我有一位朋友，是一個非常謹慎的素食主義者，只要跟動物有點

關聯的食物，就連蜂蜜、牛奶都不願意碰，而他平時的臉色非常蒼白，果然一問之下也發現他有貧血的問題，後來建議他不妨補充鐵劑和綜合維他命，貧血現象才得以改善。

⚠ 素食者不只缺鐵，更容易缺乏維生素 B_{12}

　　一般人認為貧血跟體內鐵質不足有關，事實上，造血功能需要五大營養素的配合，除了鐵質之外，還有維生素 B_{12}、B_6、葉酸和蛋白質。其中維生素 B_6 可以從蔬菜、麥芽、糙米、豆類中獲得；葉酸則普遍存在於各種蔬菜當中，所以素食者通常也不太需要擔心攝取不足的問題，至於蛋白質的部分，可由黃豆、毛豆、黑豆獲得，也能攝取到很不錯的植物性蛋白質。而造血五大營養素中的鐵質和維生素 B_{12}，這兩類都以動物性食物中含量較多，因此對於素食者來說，就特別容易有缺乏的疑慮，尤其是維生素 B_{12}，除了啤酒酵母外，只存在於動物性食物當中。建議長期吃素的人，不妨適當補充營養品，以免長期缺乏必要的維生素。

含鐵量高還不夠，要避免干擾因子才有用

　　雖然植物性食物中也有不少蔬果富含鐵質，但人體對於這種來自植物性食物中的非血鐵質吸收率，會比一般動物性鐵質來得低，人體對於動物性食物中的血鐵質吸收率是 25％，而對植物性食物中的非血鐵質只有 7.5% 的吸收率，而非血鐵質除了會因為身體的需求而增減其吸收率外，這種鐵質也特別容易受到多種干擾因子所影響，例如非血鐵質會和植酸結合，使

得鐵質吸收率降低；纖維則會將非血鐵質給包裹住，降低鐵與腸道黏膜的接觸機會，因此而不利於鐵的吸收。也就是說，即使是相同重量的蔬菜和肉類的鐵質含量一樣高，不過吃下肚後，身體對肉類的鐵質吸收卻會比蔬菜來得好，主要原因是這類非血鐵質很容易被其他食物成分干擾，因而造成吸收率下降。例如草鹽酸、植酸、磷酸鹽、纖維，都會影響鐵質吸收的成分，所以在選擇時，不是光看到含鐵量高的蔬菜，就表示一定能補充得到足夠的鐵，還要懂得避免干擾因子才有用。

像是蔬菜類的紅莧菜、山芹菜、紅鳳菜；豆類的皇帝豆、紅豆；堅果類的黑芝麻……，都是值得推薦給素食者的好鐵食物。不過這邊要特別提醒一下，前面雖然有提到豆類與堅果類是好的含鐵食物，不過它們的植酸和纖維也不少，因此不能只靠它們來做為補鐵選擇，尤其是素食中有不少豆類加工製品，經過加工之後可能會造成鐵質的流失。而發酵過的黃豆製品，例如味噌、納豆，其中的植酸因在發酵過程遭到破壞，相較之下，鐵的吸收率又比黃豆好，但缺點是鹽分含量高，不適合吃太多。因此素食者最健康的補鐵選擇，還是主推從蔬菜中攝取。

這樣吃，讓鐵質吸收更有效率

想要讓非血鐵質乖乖被人體吸收，就得要了解它們的喜好和排斥。

- **維生素 C 是鐵質的好朋友**：研究發現，75 毫克的維生素 C，可以讓非血鐵質的吸收率上升 3 ～ 4 倍，所以飯後喝一杯柳橙汁，有助於增加鐵的吸收效果。

- **茶、咖啡和奶，不適合與含鐵食物一起吞下肚**：原因是茶和咖啡中都有不少多酚化合物，會與鐵相結合，使得鐵質難以被吸收。至於奶類則是因為屬於高鈣食物，當身體同時吃進鈣和鐵時，兩者會在體內相

互競爭吸收而造成干擾，建議最好在用餐完至少一個小時以後，再飲用茶、咖啡或牛奶。

延伸閱讀

貧血是指紅血球中的血紅素降低。血紅素負責攜帶氧氣供應全身需要，一旦貧血，氧氣攜帶量減少，患者常會伴隨頭暈無力等現象。

但是造成貧血型態的原因很多，要找出原因才能治療，而由血球的大小可分三類貧血：

① 小球性貧血 (microcytic anemia)：紅血球體積變小的貧血現象，紅血球大小小於 80 fL (femtoliter, 10 的負 15 次方公升)。

② 正球性貧血 (normocytic anemia)：紅血球大小介於 80 ～ 100 fL。

③ 大球性貧血 (macrocytic anemia)：紅血球大小大於 100 fL。

常見貧血類型	小球性貧血	正球性貧血	大球性貧血
原因	缺鐵性貧血 海洋性貧血 慢性病貧血 重金屬中毒	快速大量失血 （消化性潰瘍、外傷等原因）	維生素 B_{12} 缺乏 葉酸缺乏 骨髓化生症候群 (MDS)

映蓉博士的健康小叮嚀

長期吃素者要定期驗血，才能確知自己有沒有貧血問題。自己是哪種貧血型態，一定要請專業醫生判定。

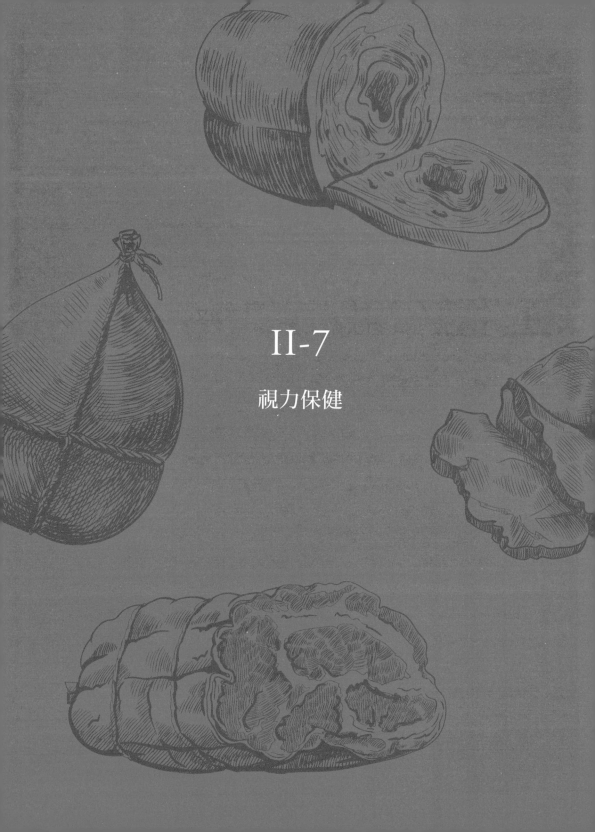

II-7

視力保健

1

正確飲食可以
預防近視嗎？

—

台灣的近視人口逐年增加，年齡層卻逐年下降，
很多近視的父母也擔心自己的孩子是近視的高危
險群。業者看準父母的擔憂，推出了號稱可以預
防近視的營養食品，其成分是被哄抬的葉黃素。
但目前沒有任何研究證實，葉黃素可以預防近
視，只有對於老化引起的白內障，或是黃斑部病
變有預防及治療的效果。

? 葉黃素可以治療近視？

　　自從葉黃素這種護眼的保健食品熱賣以後，我就不時的被問到，吃葉黃
素這種保健食品是不是可以預防近視或是治療近視？因為很多賣葉黃素保
健食品的商家，抓住父母不想讓孩子變成四眼田雞的心理，「宣稱」葉黃
素可以治療近視。其實，答案可能要讓大家失望了。

⚠ 飲食與視力的關係

　　葉黃素對於近視治療或預防的功能，目前幾乎沒有任何研究有肯定的答案，只能說葉黃素對於因為年齡老化所引起的白內障或是黃斑部病變，確實有預防與治療的效果，但無益於預防或治療近視。

　　至於近視與飲食的關係，目前這方面的研究並不多，因為，目前認為引起近視的原因：一是遺傳，二是長期的近距離用眼，如念書、打電動等；因為飲食不均衡引起近視的說法相當有限。我把目前的一些研究結果大概整理一下，並把「可能」可以預防近視的飲食原則列出讓大家參考，雖然，這些方法尚未有很多的研究支持，但是，絕對沒有壞處，家長們不妨試試看。

保健視力的飲食保健

一、少吃精緻的澱粉類或甜食可預防近視

　　目前小朋友非常容易吃到精緻的甜食，如糖果、餅乾、蛋糕、麵包、洋芋片等等，這些食物非常容易使血糖上升，我們眼球的養分是需要許多微小的血管供應，一旦我們的血糖太高，微細血管的功能下降，會造成眼球的發育不全，無法發揮調節眼球軸距的功能，很容易造成近視。所以，應該讓孩子少吃這些精緻化的食物，多從天然食物如五穀類、玉米、番薯等獲取澱粉，而不是加工過的食品。

二、攝取豐富的鈣質可以預防近視

　　大家都知道鈣質對我們骨骼及牙齒的發育相當重要，但是，很多人不知道鈣是神經肌肉調節的重要物質，若是飲食中的鈣不足，會讓神經肌肉的

興奮性增強，使眼球外的肌肉處於緊繃狀態，進而使眼球的壓力變大。一般狀況下，眼球壁具有彈性，可以調整眼球軸距，但如果長期缺鈣，讓眼外肌肉長期處於收縮的狀態，使眼球壁由原來的球型變成橢圓形，晶狀體到視網膜的距離就會拉長，使圖像不能聚焦於視網膜上，進而形成初期的近視。

因此，在孩子發育期應注意鈣的攝取，如牛乳、起司、傳統豆腐、豆乾、小魚乾、食茱萸、香椿等都是良好的鈣質來源。

三、攝取含鉻的食物可以預防近視

飲食中如果缺鉻，就會使晶狀體的房水滲透壓降低，導致房水進入晶體，使晶狀體成凸形、屈光度增大，進而引起近視。蛋黃、全穀類、豬肉、堅果、蘑菇等，都含有豐富的鉻。

四、攝取高鋅的食物可以預防近視

有研究顯示，青少年近視患者血清中的鋅含量，明顯低於正常視力者，因此推測補鋅可提高近視患者的視力。

平時可以讓孩童多吃一點含鋅量高的食物，如海鮮、肉類、全穀類。

五、不要只吃軟質的食物

日本秋田大學醫學院衛生學教研室的島田副教授，他在一項研究中表明，常吃不需咀嚼之柔軟食物的學生中，視力差的人特別多；而常吃硬食者，視力差的人很少。這是因為咀吃力可增加面部肌肉（包括眼肌）的力量，使之具有調節晶狀體的強大能力，避免近視的發生。

可以讓孩子多吃一些如蔬菜棒、堅果類來訓練咀嚼的力量，進而增進眼球肌肉。

雖然，造成近視的因素非常複雜，不是光靠飲食就可以控制，但是，我相信均衡的飲食對預防近視是有幫助的。

延伸閱讀

預防近視的建議食譜與護眼營養素

預防近視的建議食譜	所含的護眼營養素
糙米海鮮蛋黃粥	維生素 B_1、鋅、鉻、葉黃素
鮮奶蘑菇菠菜濃湯	鈣、鉻、維生素 A、葉黃素
胡蘿蔔蔬果沙拉加優格堅果醬	β-胡蘿蔔素、鈣、鋅、鉻
玉米牛肉起司焗五穀飯	葉黃素、玉米黃素、鈣、鋅、鉻

映蓉博士的健康小叮嚀

1. 預防近視的飲食，最高原則就是飲食均衡，少讓小朋友吃加工食品以及太精緻的食物。

2. 不要長時間近距離用眼，如看書、看電視、打電動，常常做眼球運動。

2

保護眼睛一定要吃
胡蘿蔔嗎？

—

從小就常聽人說，吃胡蘿蔔可以預防近視、保護眼睛。
偏偏胡蘿蔔的口味又不受小朋友喜愛，難道沒有其他的
蔬果可以取代嗎？其實除了紅蘿蔔之外，還有很多蔬菜
是不能缺少的。如果眼睛有些乾澀，或是在昏暗的燈光
下看不清楚，可以多吃深綠色、橘黃色的蔬果，如胡蘿
蔔、南瓜、番薯、番茄、花椰菜、菠菜、萵苣、芒
果、哈密瓜等，來預防或改善夜盲症及乾眼
症的現象。

(?) 保護眼睛怎麼吃？

　　不知道是不是受到卡通影片的影響，大家都說保護眼睛要多吃紅蘿蔔，
其實除了紅蘿蔔之外，還有很多蔬菜是顧眼睛不能缺少的，關心自己眼睛
健康的人，不能只知道胡蘿蔔而已。我有一位親戚年紀才四十出頭，非常
喜歡從事戶外活動，但他很不喜歡戴太陽眼鏡，覺得很麻煩，也認為自己
很年輕，身體絕不會出什麼狀況；結果聽說他最近竟然需要開白內障手術！

有一天碰到朋友的太太，她馬上請教我護眼的飲食，她說，先生很討厭吃蔬菜，有沒有什麼肉類可以補眼睛？

ⓘ 植化素，護眼速！

其實大家對於蔬果的認識實在不夠多，以為多吃蔬菜水果只是補充纖維素，卻不知道蔬果中，藏有許多植化素是保護身體的寶藏！不同的蔬果提供的植化素不同，保護的功效也不一樣。而肉類對於眼睛的保護作用實在有限，除了深海魚油所含的 DHA 對視網膜的健康有幫助外，其他肉類對眼睛的保護作用是比較小的。因此，平時要護眼，多吃蔬果還比較實際。

蔬菜的護眼功能

接著，讓我們來探討一下，不同蔬果的護眼功能：

- **β - 胡蘿蔔素預防乾眼症、夜盲症**

像大家所認識的紅蘿蔔之所以對眼睛好，其實是因為含有 β - 胡蘿蔔素，而 β - 胡蘿蔔素是兩分子的維生素 A 結合而成的，所以 β - 胡蘿蔔素經身體分解，可以形成維生素 A，因此含 β - 胡蘿蔔素的蔬果，是維生素 A 良好的來源。

維生素 A 是預防夜盲症、乾眼症的重要營養素。如果你最近開始覺得眼睛有些乾澀，或是覺得自己在比較昏暗的燈光下很難看清楚東西，可以多吃一些深綠色、橘黃色的蔬果，如胡蘿蔔、南瓜、番薯、番茄、花椰菜、菠菜、萵苣、芒果、哈密瓜等，來預防或改善夜盲症及乾眼症的現象。

● 葉黃素、玉米黃素可預防白內障及黃斑部病變

大家都以為白內障是老年以後才會得的疾病，卻沒有想到，這種病可能會因為蔬菜吃得不夠，或是常常暴露於太陽下而提早報到！不過別擔心，白內障或是視網膜病變都是可以被預防的。

當我們暴露在陽光下時，眼球內部會產生一些「自由基」，這些自由基會去攻擊眼球內的水晶體或視網膜，於是水晶體或視網膜就開始「老化」，出現白內障及黃斑部病變的症狀。除了戴太陽眼鏡阻擋陽光的紫外線外，幸好眼球中有一些「葉黃素」及「玉米黃素」，能集中於眼球的視網膜黃斑區及晶狀體，能有效「抓住」陽光所產生的自由基，減緩自由基對黃斑區及晶狀體的傷害，避免造成視力的損傷。

但是偏偏葉黃素及玉米黃素都是人體不能自行合成的，需要靠飲食獲得，如芥藍、綠色花椰菜、菠菜、蘆筍、綠色萵苣等，都含有豐富的葉黃素。如果不喜歡吃綠色蔬菜的人，小心你將失去獲得葉黃素的好機會！

視力的維護必須從小做起，多吃深綠色以及橘黃色的蔬菜是最好的方法。雖然市面上有許多護眼的保健食品，但只要我們了解，各種食物所含的護眼植化素含量，多攝取一些正確的蔬果，不一定要依賴保健食品；而且我們可以放心攝取從蔬果中得到的 β - 胡蘿蔔素、葉黃素及玉米黃素，不必擔心有劑量超過的危險。營養解析的數據也告訴我們，其實菠菜比胡蘿蔔更適合用來護眼，它同時含有高量的 β - 胡蘿蔔素、葉黃素及玉米黃素，因此，想保護眼睛的人平時可以多吃菠菜。

延伸閱讀

每 100 公克蔬果中 β–胡蘿蔔素的含量

蔬果的種類	β - 胡蘿蔔素的含量（μg）
胡蘿蔔	8285
菠菜	5626
蘿蔓生菜	5226
荷蘭芹	5050
葉萵苣	4442
韭菜	2600
南瓜	2090
哈密瓜	2020
紅甜椒	1624
紅肉葡萄柚	686
紫高麗菜	670
洋蔥、蔥	598
番茄	448
芒果	444
花椰菜	361
西瓜	303
木瓜	276
芹菜	270
桃子	161
橘子	154

每 100 公克蔬果中葉黃素及玉米黃素的含量

蔬果的種類	葉黃素及玉米黃素的含量（μg）
菠菜	12196
荷蘭芹	5560
蘿蔓生菜	2312
葉萵苣	1730
花椰菜	1403
洋蔥、蔥	1137
* 蛋黃	1096
玉米粒	1046
綠甜椒	341
高麗菜	328
芹菜	283
胡蘿蔔	256
燕麥麩皮	179
覆盆子	135
紅番茄	122
橘子汁	114
桃子	91
木瓜	76

＊ 蛋黃是唯一葉黃素含量很高的動物性食品。

映蓉博士的健康小叮嚀

1. 保護眼睛的營養素多來自於蔬果，如蔬果中的 β- 胡蘿蔔素、葉黃素及玉米黃素，都是保護眼睛的重要植化素。

2. β- 胡蘿蔔素可預防乾眼症、夜盲症，而葉黃素、玉米黃素可預防白內障及黃斑部病變。而菠菜同時含有這三種植化素，平時可以多多食用。

3

吃什麼可以
減緩電子產品
對眼睛的傷害？

—

眼睛老化的問題可不是老年人的專利，延緩眼睛
的老化應從小做起，眼力是可以儲存的。尤其要
注意飲食的均衡，補足 7 大營養素來預防眼睛提
早老化：花青素、葉黃素、玉米黃素、β－胡蘿
蔔素、DHA、鋅、維生素 E 和維生素 C。
廣泛的在飲食中攝取它們，不論護眼還
是養生都很不錯。

⑦ 年輕人也要預防眼睛老化？

很多老年人很關心白內障的問題，但是，更多的老年人是發現自己看不
清楚以後才開始緊張，問我要吃什麼食物？要吃什麼保健食品？但是現在
越來越多年輕人因為三 C 產品看太多，會提早關心自己的視力問題。像我
自己寫書，就是用眼極凶的一群人。除了盡量提醒自己要讓眼睛休息以外，
正確的飲食也是有幫助的。

⚠ 注意飲食，延緩白內障！

大家應該從年輕時就要做好白內障的防護，記得出門時如果有太陽，要戴太陽眼鏡。此外，平時的飲食也非常重要，以下提供一些飲食重點以及保健食品的補充，不但可以延緩白內障的發生，對於因年齡老化、3C 產品看太多，引起的眼疾如黃斑部病變都有幫助。尤其是現代人，3C 產品用得很多，又常常在冷氣房中，有些人更是長時間戴隱形眼鏡，眼睛容易提早老化。正確的飲食，不但可以克服眼睛疲勞，也可以延緩眼睛的老化。

7 大營養素預防眼睛提早老化

① 花青素

花青素可促進眼睛視紫質的生長，穩定眼部的微血管，增加眼部微血管的循環；而花青素也是強抗氧化劑，可以減少自由基的傷害，有助於預防白內障和黃斑部的退化。

② 葉黃素及玉米黃素

在類黃蘿蔔素中只有玉米黃質與葉黃素存在於我們眼睛的視網膜，而且兩者存在的量相當，它們能幫助擋掉傷害眼睛的藍光，使視網膜黃斑部免於受到傷害，保持視覺的靈敏與清晰度。此外，也有研究發現，若增加玉米黃質與葉黃素的攝取，能減少白內障的發生。

③ β - 胡蘿蔔素

β - 胡蘿蔔素是兩分子的維生素 A 結合而成的，經身體分解後可以形成維生素 A，因此，含 β - 胡蘿蔔素的蔬果是維生素 A 的良好來源。維生素 A 是預防夜盲症、乾眼症的重要維生素。

④ DHA

眼球中的視網膜及視神經含有豐富的 DHA，然而，我們人體卻無法自行合成這種脂肪酸。適當的補充 DHA 會讓視覺更敏銳，讓視力更清晰。此外，DHA 也是腦部神經元重要的脂質成分，除了護眼效果，還可以讓小朋友更加聰明。

⑤ 鋅

有研究發現，鋅的缺乏與黃斑部病變有密切的關係，尤其，對已罹患黃斑部病變的老人，給予鋅加維生素 E 及維生素 C 的補充，能降低進一步惡化的風險。

⑥ 維生素 E

維生素 E 是非常優秀的抗氧化劑，能夠減少眼球中產生的自由基，延緩老化。

⑦ 維生素 C

維生素 C 主要功能是在抗氧化，防止視網膜受到紫外線傷害、防止水晶體老化、增加眼睛裡細小血管的韌性、修護細胞，能增進眼球健康。

原則上，只要飲食中能包含以上 7 大營養素，絕對不會提早當「花花公子」以及「澀女郎」。延伸閱讀中也列出一些富含上述 7 大營養素的食物，大家可以多多加入自己的飲食中。

延伸閱讀

預防眼睛老化的營養素與食物

預防眼睛老化的營養素	富含左列營養素的食物
花青素	藍莓、黑莓、櫻桃、紫色高麗菜、茄子、紅石榴、紅色火龍果
葉黃素	菠菜、花椰菜、荷蘭芹、蘿蔓葉、洋蔥、蘆筍
玉米黃素	玉米、南瓜、柳橙、菠菜、芥藍
β‐胡蘿蔔素	胡蘿蔔、菠菜、蘿蔓葉、荷蘭芹、葉萵苣、南瓜、番薯、花椰菜、芒果
DHA	富含 ω-3 脂肪的魚肉如鮭魚、鮪魚、鯖魚；素食者可吃亞麻仁籽、紫蘇籽或藻類
鋅	蚵、蠔、瘦肉、全穀類
維生素 E	葵花油、芥花油、紅花籽油、杏仁、葵瓜子
維生素 C	芭樂、奇異果、柳橙、葡萄柚、青椒、草莓

映蓉博士的健康小叮嚀

1. 要延緩眼睛老化，除了飲食要均衡，也應避免抽菸、血糖過高，減少高糖飲食的攝取。烈日之下一定要記得戴太陽眼鏡，並定期做視力檢查。

2. 目前市面上有很多葉黃素的保健食品，請看清楚劑量標示，消費者應注意是萃取物 (如金盞花萃取物或萬壽菊萃取物) 的劑量還是葉黃素本身的劑量，因為通常金盞花萃取物或萬壽菊萃取物，含有 5% ～ 20% 的葉黃素，如果產品標示是萬壽菊萃取物 10 毫克，裡面可能只有含葉黃素 0.5 毫克。若平時要保養眼睛，建議每日補充葉黃素約 6 毫克；若是白內障或是黃斑部病變患者，每日建議補充葉黃素約 30 毫克。

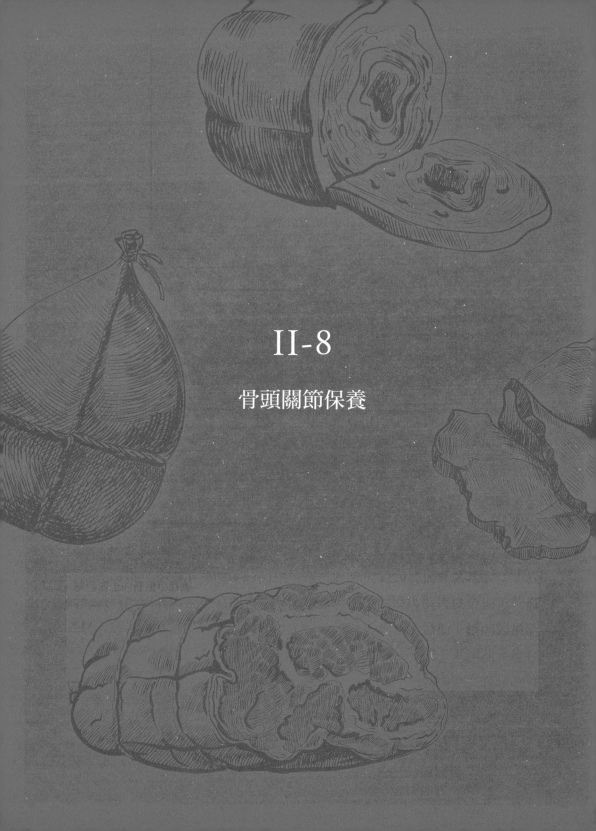

II-8

骨頭關節保養

1

補鈣一定要喝
牛奶嗎？

—

補鈣一定要喝牛奶嗎？正確答案是：因年齡層不同，各取所需！主要是因為，生長期的小孩，鈣質來源的食物有限，加上骨骼也在發育中，最好每天補充兩杯牛奶（每杯約 240c.c.）；至於成年人，因為身體機能已經發育完整，可以從其他食物來補充鈣質，別忘了還需要補充維生素 D 來幫忙鈣的吸收。

(?) 喝牛奶會補鈣？還是會骨質疏鬆？

　　現在吃素的人越來越多，很多人會擔心如果不吃一些乳製品，會不會造成鈣質不足？也有很多人不是吃素的關係，卻因為聽說喝牛奶會骨質疏鬆而不敢喝牛奶，牛奶真的這麼可怕嗎？我覺得可怕的不是牛奶，而是對食物的無知。如果大家只是一味的戒喝牛奶，但是不知道去哪裡補充鈣質的來源，那才會真的罹患骨質疏鬆症。

! 補充鈣質因年齡層而異！

　　不可否認，乳製品的確是很好的鈣質來源，我認為當小朋友、青少年正在骨骼發育的時期，不應該禁止他們喝牛奶，反而要鼓勵他們每天喝兩杯牛奶，每一杯約 240c.c.，相當於一盒新鮮屋的包裝。當然，嬰幼兒則必須以母奶或配方奶為主；而成人因為生長已經固定，最重要的是，成人有能力幫自己尋找其他鈣質豐富的食物來替代，所以，牛奶對成人並沒有那麼重要了。

為什麼我們需要那麼多鈣質？

　　鈣除了可以建造骨骼之外，我們身體血液凝固時需要鈣、神經傳導時需要鈣、肌肉收縮也需要鈣、身體裡有許多荷爾蒙作用時也需要鈣的幫助，所以，鈣是非常重要的。如果，從飲食中得不到充足的鈣來源，我們的身體為了能維持正常的運轉，只好把骨頭中的鈣游離出來供身體利用，長期鈣不足，就會造成骨質疏鬆了！

　　其實我們吃進去的鈣質並不會完全被吸收，不同食物的鈣質吸收率也不一樣，像牛奶含鈣量很高，但其平均的鈣質吸收率約 30％，所以我們可以多吃一些低草酸的蔬菜，雖然鈣質含量沒有那麼高，但是鈣質的吸收率卻有 50 ～ 60％，如花椰菜、高麗菜、芥藍、油菜等，都是很好的鈣質來源。

　　此外，另一種營養素——維生素 D，也很重要。身體需要有維生素 D 的幫忙，才能把食物中的鈣質吸收到體內，所以國外很多牛奶都外加維生素 D，希望能提升鈣質的吸收；而維生素 D 多存在於動物性食物中，如肝臟、蛋黃、魚肝油等。如果是素食者，每天最好要照太陽 10 ～ 15 分鐘，因為

陽光也能活化身體的維生素 D。當然，飲食中也有些物質會阻礙鈣的吸收，如膳食纖維、草酸、植酸等，像菠菜就不應該和牛奶一起吃，因為菠菜含有大量的草酸，會阻礙牛奶的鈣質被吸收；還有如果胃酸不足或是吃制酸劑，如胃散或胃乳，也會減少鈣的吸收。

總之，補鈣不一定要靠喝牛奶，但是要知道如何補充等量鈣質的食物，我們在以下的表格中，提供一些含鈣質的食物讓大家方便查詢。一湯匙黑芝麻的鈣質，就差不多等於一杯牛奶所提供的鈣質了，只要善用這些含鈣量高的食物，不喝牛奶也能輕輕鬆鬆補充鈣質。

延伸閱讀

如何正確補充鈣質

以下的表格能幫助大家了解，除了牛奶以外，還有很多食物可以提供很好的鈣質來源。

能提供約 100 毫克鈣質的食物代換表

	種類	重量	目測份量
	一般全脂奶粉	約 11 公克	約一湯匙
	乳酪	約 17 公克	¾ 片乳酪
	一般鮮奶（包括全脂、低脂）	約 100 公克	約半杯
乳製品	優酪乳	約 160 公克	約 3/4 瓶
	奶精	含鈣很少	不能用來補充鈣質
	鮮奶油	含鈣很少	不能用來補充鈣質

魚貝類	小魚乾	約 4.5 公克	約 1 湯匙
	蝦皮	約 7 公克	約 2 湯匙
	蝦米	約 9 公克	約 1.5 湯匙
	魚脯	約 10 公克	約 1 湯匙
	旗魚鬆	約 22 公克	約 2 湯匙
	金錢魚	約 37 公克	約 半個手掌 1.5 公分厚
	鮭魚鬆	約 39 公克	約 3 湯匙
	生蠔	約 67 公克	約 2 個
	蝦仁	約 96 公克	約 40 隻
豆類	小方豆乾	約 14 公克	約 1 湯匙
	乾絲	約 35 公克	約 ½ 碗
	日式炸豆皮	約 35 公克	約 ½ 片
	凍豆腐	約 40 公克	約 4 立方塊
	三角油豆腐	約 46 公克	約 2.5 塊
	黃豆（乾）	約 46 公克	約 3 湯匙
	黑豆	約 56 公克	約 3 湯匙
	傳統豆腐	約 71 公克	約 2/3 塊
	紅豆（乾）	約 87 公克	約 4.5 湯匙
	素雞	約 96 公克	約 1.5 條
	嫩豆腐／雞蛋豆腐	含鈣很少	不能用來補充鈣質
堅果類	黑芝麻	約 7 公克	約 2/3 湯匙
	山粉圓	約 9 公克	約 1 湯匙
	芝麻醬	約 13 公克	約 2/3 湯匙
	芝麻糊	約 20 公克	約 1 湯匙
	杏仁果	約 39 公克	約 2.5 湯匙
	蓮子	約 60 公克	約 1 碗
	花生粉	約 87 公克	約 6 湯匙
	開心果	約 96 公克	約 1/6 包

	食茱萸	約 14 公克	約 1/5 碟
	香椿	約 19 公克	約 1/5 碟
	高麗菜乾	約 39 公克	約 1/3 碟
	梅乾菜	約 39 公克	約 1/3 碟
	芥藍	約 42 公克	約 1/2 碟
	黑甜菜	約 42 公克	約 1/2 碟
蔬菜類 (未煮過)	紅莧菜	約 52 公克	約 1/2 碟
	九層塔	約 56 公克	約 1/2 碟
	皇宮菜	約 60 公克	約 2/3 碟
	莧菜	約 64 公克	約 2/3 碟
	綠豆芽	約 68 公克	約 2/3 碟
	紅鳳菜	約 70 公克	約 2/3 碟
	小白菜	約 94 公克	約 1 碟
	芫荽	約 100 公克	約 1 碟
	油菜	約 100 公克	約 1 碟
	黃秋葵	約 100 公克	約 1 碟
蛋類、肉類 水果類、 五穀類	所含的鈣質都很低，不建議用來補充鈣質		

＊此處湯匙為喝湯的瓷湯匙

每個年齡層應該要攝取多少的鈣質？

大家除了了解哪些食物有豐富的鈣質能取代牛奶外，更重要的，是了解每一個年齡層應該要攝取多少的鈣質才夠。此表與上表對照，就可以了解如何從各種食物中得到足夠的鈣質。

每日攝取量參考	
年齡	鈣（AI） 毫克（mg）
0～6 月	300
7～12 月	400
1～3 歲	600
4～6 歲	600
7～9 歲	800
10～12 歲	1000
13～15 歲	1200
16～18 歲	1200
19～30 歲	1000
31～50 歲	1000
51～70 歲	1000
71 歲～	1000

＊本表摘錄自行政院衛福部國人營養素參考攝取量

映蓉博士的健康小叮嚀

1. 乳製品的確是很好的鈣質來源，骨骼正在發育的小朋友及青少年，每天要喝兩杯牛奶，一杯約 240c.c.，相當於一盒小鮮奶。

2. 成年人可利用許多高鈣的食物來補充鈣質，如小魚乾、小方豆乾、黑芝麻、食茱萸、芥藍等都是很好的鈣質來源，所以，成人補鈣不一定要喝牛奶。

2

預防骨鬆，
光補充鈣質
就夠了嗎？

—

要有一身強健的好骨骼，光是注重補充鈣質還不
夠，也需要多種營養素的通力合作，以及充足的
運動量和日曬，才是維持骨質密度、減緩骨本流
失速度的不二法門。最好趁早養成每天三餐營
養均衡與良好的生活習慣，骨質疏鬆才不會
輕易找上門。

(?) 只要補鈣就夠了嗎？

　骨質疏鬆容易造成骨折，而且最可怕的是，在骨折發生前很多人其實
並不知道自己有骨質疏鬆的問題，尤其是年長者和停經後婦女特別容易發
生。每次只要我一說到骨質疏鬆，大家通常馬上就問：「那到底要怎麼補
鈣才對？」或是「是不是每天喝牛奶，就可以補充足夠的鈣質？」似乎有
不少人以為，只要能補充到足夠的鈣質就能夠預防骨質疏鬆，但其實如果

只注意補鈣，而忽略了其他相關的必要營養素，還是不能夠將我們全身上下的骨頭給變得「頂叩叩」的喔！

⚠ 營養均衡，才能打造強健骨骼

如果把我們全身的骨骼比喻成一棟房子，想要建造出一棟穩固的房屋，就一定要有各種材料和蓋房工人的相互配合。例如「鈣」就像是磚塊；「維生素 D」就像是搬磚塊的工人，可以把鈣從腸道搬入身體中；「蛋白質」就像是水泥，而骨頭中有很多蛋白質，包括骨質、膠原蛋白；「維生素 K」就像是水泥工人，可以把鈣質（磚塊）「黏在」骨質（水泥）上；「鎂」就像是最後的加強塗料，讓骨頭更為堅硬而不易碎裂。這樣才算是一座結構強健的「骨骼屋」。簡單來說，不論是要長高，還是預防骨頭的老化，光是補鈣可不夠，還需要與上面所說的多種營養素一起均衡攝取才行。

骨力強健營養素

• 鈣

台灣營養基金會曾做過一項研究，發現如果不刻意喝牛奶，也不特別選擇高鈣食物的外食族，每日鈣的攝取量幾乎都不足基本需求的一半，因此不論國內或國外的飲食指南，都會把乳製品做為補鈣好選擇，主要是因為牛奶是最容易吸收鈣質的食物，一天只要喝兩杯牛奶，就可以達到每日鈣質需求量的一半。至於不喝牛奶的人，也不用太擔心，只要懂得多選擇鈣含量高的食物來吃，還是能夠補充到所需的鈣質。

- **維生素 D**

維生素 D 能利於鈣質的吸收與骨質生成，被稱為是「造骨維生素」。富含維生素 D 的食物包括魚、日曬乾香菇、日曬黑木耳、貝類的食物，除了從食物中補充之外，也應該到戶外曬曬太陽，有助於體內維生素 D 的活化作用。

- **蛋白質**

適量的蛋白質對骨骼的健康是絕對必要的，但要提醒大家的是，過量的蛋白質，反而會造成鈣質的流失！尤其是來自動物性蛋白中的部分胺基酸，會加速體內鈣質的流失，所以我建議大家不要吃過多的動物性蛋白，倒是豆類或堅果類的植物性蛋白質，是很值得推薦的優質蛋白質來源。

- **維生素 K**

維生素 K 可以活化骨鈣蛋白、促進骨骼生成，在一般的綠色蔬菜中都含有這種營養素，所以平常只要常吃綠色蔬菜，想要輕鬆攝取維生素 K，一點也不難。

- **鎂**

若想維持好骨力，除了補鈣也不能「鎂」中不足，因為鎂能幫助鈣不易流失，是維持骨頭質量、密度的主要成分。它同樣也普遍存在於綠色蔬菜中，另外像紫菜、堅果、全穀類食物，也都是鎂含量豐富的食物。

骨本流失的原因

- **飲食習慣不良**

錯誤的飲食習慣而造成人體鈣質流失的原因很多，像是偏食、挑食的習慣，就很容易造成骨質所需營養素的缺乏。另外，之前有一派說法是「喝牛奶反而會造成骨鬆」，認為西方人多有喝牛奶的習慣，而東方人則比較

少，但西方罹患骨質疏鬆的人卻比東方的人還多，因此認定喝牛奶反而會造成骨鬆。但是我覺得這樣的說法有點冤枉了牛奶，因為也應該同時探討其他飲食習慣的差異才對。有可能是因為多數西方人肉吃太多、碳酸飲料也喝得很凶，使得體內的血液偏酸性，這時鈣就會從骨頭中被釋放出來，以幫助身體來平衡血液中的 pH 值，所以這樣的飲食習慣不管喝不喝牛奶，都一樣容易造成骨質疏鬆。

• 生活習慣不良

現代人不愛運動，甚至很少到戶外活動而導致日曬不足，也是造成骨質流失得比較快的一大原因。因為骨頭和肌肉一樣，平常如果有經常鍛鍊、使用，當身體覺得有被需要的感覺時，就會變得更為強健。所以想要讓骨質密度增加的人，平時除了注意營養的均衡攝取，也要做一些負重訓練，例如跑步、舉重、踏步機或滑步機踩踏等運動。不適合進行太過於激烈運動的老人家，也可以在清晨或傍晚溫和的陽光下，背個包包練習快走，曬太陽兼運動，對於預防骨鬆有很好的幫助。

• 老化及荷爾蒙影響

通常年紀超過 35 歲以後，骨質量便開始減少，而且隨著年紀增長，流失速度也越快，而停經後女性，骨質也會因雌性激素分泌停止而流失，所以保養骨頭就好像儲蓄的概念，大家應該從年輕的時候，就開始積極儲存骨本。

延伸閱讀

　　骨鬆是不會有感覺的，不會痛、也不會不舒服喔！所以，骨質就在你不知道的時候悄悄流失了。想知道自己是否有骨質疏鬆的問題，可以透過骨質密度檢查攝影儀來測量骨質密度。

　　正常骨質：骨密度標準差大於 -1。

　　骨質稀少：骨密度標準差介於 -1 及 -2.5 之間。

　　骨質疏鬆：骨密度標準差小於 -2.5。

　　嚴重骨質疏鬆：骨密度標準差小於 -2.5，可能因骨質疏鬆而發生骨折。

映蓉博士的健康小叮嚀

要骨頭健康，光喝牛奶不夠，應該要從多元化的飲食中獲得均衡充足的營養，也要養成固定運動和曬太陽的好習慣。

3

「維骨力」可以改善
骨質疏鬆？

—

大家常常搞不清楚，保養骨頭和保養關節所需要
的飲食或保健食品有什麼不同？有時候常常越補
越糟糕；骨頭與關節的保養，可以靠平時的飲食
來加強，但是骨頭或關節真的不舒服時，可以補
充一些保健食品，這一章將要告訴大家如何保
健骨頭與關節。

❓ 「維骨力」維的是「骨頭」嗎？

　　有一次我去社區演講，講題是和骨質疏鬆有關的飲食，講完後一群媽媽
就圍著我問：「如果骨質疏鬆要吃維骨力，一天要吃幾顆？」這種問題在
我生活中不斷地被詢問，大家一看到維骨力中的「骨」字，就以為是能「補
骨」。其實，大家最好先把「骨頭」和「關節」的問題弄清楚，基本上，
維骨力是顧關節，成分中完全沒有鈣，如果拿維骨力來補鈣，那就大錯特
錯囉！

⚠ 顧「關節」？顧「骨頭」？吃得不一樣！

「維骨力」只是一個產品名，它的成分是葡萄糖胺，市面上和它有相同成分的產品相當多，只是維骨力比較早進入市場通路，知名度較高，大家就把維骨力當作葡萄糖胺的代表了。接下來，我們分別討論顧「關節」和顧「骨頭」的飲食，才不會一看到有「骨」字的產品，就以為是補骨的喔！

保護關節的飲食原則

想保護關節，首先要了解關節的構造。簡單地說，關節就是連接骨頭和骨頭之間的地方，關節的成分和骨頭不同，關節中都是軟組織，如軟骨、韌帶、肌腱等構造，並沒有鈣質的成分。所以，顧關節吃鈣片或高鈣飲食是沒有用的。以軟骨的構造來說，最重要的成分是膠原蛋白和葡萄糖胺，膠原蛋白就好像鋼筋的構造一樣，可建立強健的軟骨構造；而葡萄糖胺就像水泥一樣，填補鋼筋中的空隙，由於葡萄糖胺強力的抓水特性，使得軟骨的含水性夠，讓骨頭和骨頭間不會產生撞擊或摩擦，因此，補充關節構造中的膠原蛋白和葡萄糖胺是非常重要的。另外，還要補充一些抗氧化的營養素或是植化素，來降低關節中的自由基或發炎反應，如此，能預防關節老化。

而比較常見的關節炎分為兩種：退化性關節炎及類風濕關節炎。退化性關節炎，又稱為「骨關節炎」，是因為長期承受重力，致使關節軟骨退化、軟骨下硬骨增厚、關節變形，而發生關節疼痛、腫脹、僵硬、變形的情形，年紀越大，發生率就越高。類風濕性關節炎是一種自體免疫性疾病，其症狀為關節紅、腫、熱、痛，關節僵硬，有對稱性，一般都先侵犯手、腕的

小關節。此症通常好發於女性，男女比例約為 1：3。

接著我們來看一下如何由飲食著手保護關節：

- **控制體重**

關節承受著我們全身的重量，如果體重過重時，對關節是一種負擔，尤其是膝蓋的關節常常有退化性關節炎的發生，如果發現膝蓋負擔越來越重時，請務必要先減重。

- **多吃一些富含膠質、軟骨素的食物**

一般我們所說的膠質就是膠原蛋白，而軟骨素就是葡萄糖胺，這些成分有利於關節的維持與修復，如雞爪、蹄筋、貝類、木耳等。

- **多吃一些富含 ω-3 脂肪酸的魚類**

深海魚肉含有 EPA 這種 ω-3 多元不飽和脂肪酸，這種脂肪酸會抑制關節中的發炎反應，減緩關節炎的症狀。建議從良好深海魚肉如鮭魚、鮪魚、鰹魚等攝取，但是在吃魚肉時最好少吃內臟及魚皮，因這兩個部位比較會有重金屬堆積。若擔心重金屬污染，則可選擇小型的鯖魚、秋刀魚、沙丁魚。

- **多吃一些含有類黃酮的蔬果**

含有類黃酮的蔬果如甜椒、櫻桃、鳳梨、柳橙、木瓜、薑、九層塔等，能夠抑制關節的發炎反應。

- **少吃油炸、油煎的食物**

高溫油炸及油煎的食物會加速體內自由基的產生，大量自由基會去破壞關節的軟骨，所以，平時少吃油炸食物能保護關節。

- **必要時可以補充膠原蛋白及葡萄糖胺**

平時可以靠多吃一些富含膠質、軟骨素的食物，來補充膠原蛋白及葡萄

萄糖胺，然而，當關節真的不舒服時，可以額外補充一些萃取的膠原蛋白及葡萄萄糖胺等保健食品，效果會比較明顯。

保護骨頭的飲食原則

骨頭並不是像石頭那樣靜止不動的，它會不斷進行新陳代謝，把舊的骨質移走再堆上新的骨質，當體內骨質的消耗量大於生產量時，骨骼體積不變，但骨內間隙變大，密度降低，稍有不慎就容易發生骨折。這種骨質流失是漸進式的，並沒有什麼特別的症狀，很多人都是等到發生骨折了才知道罹患骨質疏鬆症。

骨質疏鬆初期大多沒有症狀，久了會變成慢性背痛、駝背。只要用骨密度X光攝影照攝腰椎、髖部或腕部，就可以診斷出是否有骨質疏鬆症。其實，骨質疏鬆症是絕對可以預防的，讓我們來看一下平時要如何儲存骨本：

• 多補充高鈣的食物

大家都以為只有喝牛奶才可以補充鈣質，其實，很多食物所含的鈣質也相當豐富，可以多加食用。

• 喝咖啡要酌量

喝咖啡對停經後婦女的骨質密度影響較大，停經後婦女喝大量咖啡，會增加骨質疏鬆症的危險，建議停經後婦女喝咖啡時，每天以兩杯為限，而且喝咖啡時最好要加牛奶 (不是加奶精或奶油球)。

• 少喝碳酸飲料

可樂、汽水、沙士這些氣泡性飲料都添加了磷酸，由於磷在體內會和鈣離子產生一種平衡狀態，當磷要排出人體時，會帶走等量的鈣，當食物中含磷過高時，會增加鈣質的排出。

- **多吃一些富含維生素 D 的食物**

鈣的吸收需要維生素 D 的幫忙，平常除了多曬太陽，讓身體活化維生素 D，還可以多補充維生素 D 高的食物，如沙丁魚、鮭魚、鯖魚、日曬乾香菇、日曬黑木耳。

- **多吃一些能預防骨質疏鬆的蔬果**

很多蔬果含有營養素，對骨質的建立非常有幫助，如芥藍、綠豆芽、昆布、洋蔥、山藥、蘋果、大豆等。

- **必要時可以補充鈣片**

如果沒有把握可以從飲食攝取足量的鈣，也可以額外補充鈣片。

大家現在應該知道，原來「補關節」和「補骨頭」是兩回事，下次大家不要再補錯地方囉！以下列表是幫大家整理出的補關節和補骨頭的營養素劑量，提供大家參考。

延伸閱讀

骨頭與關節需要的營養素與建議用量

疾病	需要的營養素	作用原理	參考建議劑量＊
退化性關節炎（骨關節炎）	菸鹼醯胺 niacinamide	活化軟骨細胞	250 毫克／次；3 次／天
	葡萄糖胺 glucosamine	提供關節組織原料	500 毫克／次；4 次／天
	軟骨素 chondroitin sulfate	提供關節組織原料	500 毫克／次；4 次／天
	膠原蛋白 collagen	提供關節組織原料	5 ～ 10 公克／天
類風溼關節炎	泛酸 pantothenate	減低疼痛感	500 毫克／次；4 次／天
	柑橘生物類黃酮 bioflavonoids	減少發炎反應	500 毫克／次；4 次／天
	魚油 fish oil	減少發炎反應	1 ～ 3 公克／天
	葡萄糖胺 glucosamine	提供關節組織原料	500 毫克／次；4 次／天
	軟骨素 chondroitin sulfate	提供關節組織原料	500 毫克／次；4 次／天
	膠原蛋白 collagen	提供關節組織原料	5 ～ 10 公克／天
骨質疏鬆	鈣片 calcium	提供骨頭原料	1000 毫克／天
	維生素 D	幫助鈣質吸收	5 ～ 10 微克／天

＊實際攝取量請詢問您的醫生、藥師、營養師

映蓉博士的健康小叮嚀

除了食用富含鈣及維生素 D 的均衡飲食外，多進行負重運動（如背著有些許重量的背包爬山、快走等）、適度曬太陽、不抽菸、不酗酒、定期做骨密度檢查等，都非常重要。

4

天然骨粉的鈣片
比較好？

—

從天然原料取得的鈣片，成分來自牡蠣殼及其他
貝類的殼，或是動物的骨頭，其實對人體來說有
高度的危險。因為這些鈣源很有可能遭受污染！
而選擇合成的鈣片，例如檸檬酸鈣、L 型發酵
乳酸鈣都比天然鈣片要安全。除了正確的服用
鈣片來補充鈣質，也需要攝取可以幫助鈣質
吸收的植化素，來幫助鈣質的吸收。

? 補鈣，越天然越好？

隨著醫藥資訊的發達，現在的女人對於自己會不會罹患骨質疏鬆症也越
來越在意，但是，到底多少人有把握，自己每天從食物中已經獲得足夠的
鈣質了呢？成人女性一天大概需要 1000 毫克的鈣質，對很多人而言，這不
是容易達到的目標。因此很多人只好用鈣片來補充，然而走進藥妝店或藥
房，補鈣的保健食品實在琳瑯滿目，還真不知道要選哪一種？也許大部分

的人會想「天然欸尚好」，但是，選鈣片偏偏和別種食物不同，標榜天然的鈣質，如取自動物骨頭或是牡蠣外殼的鈣片，可能不見得是最好的喔！

! 別再亂「鈣」了！

我們先介紹目前市面上所販售的鈣片，做為大家選擇時的參考：

· 天然鈣片

這一類產品強調從天然取得鈣源，如牡蠣殼及其他貝類的殼（這一類是屬於碳酸鈣），另外，有些產品是取自於動物的骨頭磨成的骨粉（這一類是屬於磷酸鈣）；像這些來自天然原料的鈣片，反而會怕遭重金屬污染，或是有一些病毒、細菌的殘存，都是潛在的危險。這種天然的鈣片非常不推薦給小孩、孕婦、老人等抵抗力較弱的人吃。

· 合成鈣片

① **碳酸鈣**：市面上最常見的是「碳酸鈣」，這種鈣片的含鈣量約 40%，人體對這種鈣的吸收率為 30%。由於這種劑型的鈣片需要在酸性的環境下被溶解、吸收，所以，這種鈣片最好依各人胃酸的多寡來選擇服用時間。

② **檸檬酸鈣**：此種劑型的鈣片其鈣含量約為 21%，人體對這種鈣的吸收率較高，約為 35%。此種鈣片不需胃酸的幫忙就可被吸收，因此任何時間都可以服用，但是價格比碳酸鈣高出許多。

③ **乳酸鈣**：一般化學合成的乳酸鈣，其鈣含量約為 13%，這種鈣片吸收率約 29%，和碳酸鈣的吸收率差不多。但是因每一顆鈣片含鈣量少，

要吃比較多顆鈣片。但是，目前有一種「L 型發酵乳酸鈣」，溶解度比化學合成的乳酸鈣多了 50%，吸收率也大大提升。吃這種 L 型發酵乳酸鈣時，並不需要額外添加維生素 D，是消費者另一種優良的選擇。

④ **葡萄糖酸鈣**：這一類的鈣片含鈣量非常少，只有 9%，因此，若要達到鈣質的需求量，必須吃非常多的鈣片；這種鈣片實用率太差，比較不推薦食用。

服用鈣片的注意事項

當你選擇好需要的鈣片以後，還要注意 7 件事：

① **注意鈣片的劑型、劑量、服用時間**

購買鈣片要詳閱指示說明，依照建議的時間服用。一般而言，如果買的是碳酸鈣，最好在飯後 1 ～ 1.5 小時服用，以免干擾其他營養素的吸收。但如果你本身胃酸不足，則建議在用餐後馬上服用，因為此時胃酸分泌較多，鈣片可被溶解、吸收。如果買的是檸檬酸鈣，則比較沒有服用時間的限制。

② **選擇含維生素 D 的鈣片**

由於維生素 D 可促進小腸吸收鈣質，因此現在的鈣片多含有維生素 D。

③ **不要集中在一個時間服用**

一般市面上賣的鈣片建議每天吃 4 ～ 6 顆不等，但是不要一次把一天的份量吃完，因為腸子對鈣質的吸收有限，若一次食用過量如同浪費，建議一次不要攝食超過 500 毫克的鈣質。

④ **咬碎以後再吞下去**

吃鈣片時最好能先咬碎，這樣可加快鈣片的吸收速度。

⑤ **劑量慢慢增加**

若從來有沒服用過鈣片，建議劑量由每天 500 毫克開始往上調，因為有些人一下子吃太多鈣片會有腹脹、便祕的問題，若經過調整不適的問題依然沒消失，則建議換另一種劑型的鈣片。

⑥ **不要與其他的藥同時服用**

因為鈣離子會干擾一些藥物的吸收，所以，服用鈣片的時間最好與藥物間隔一個小時以上。

⑦ **不可忽視食物的重要**

雖然鈣片可以補充部分身體所需的鈣質，但也不要忽視食物的重要，因為，食物除了提供鈣質以外，還有其他有益骨頭的營養素。像山藥、蘋果、洋蔥、玉米等，雖然本身含鈣量不高，但卻含有防止骨質流失的植化素，若與高鈣食物一起吃，會相得益彰。

延伸閱讀

鈣片營養分析

	種類	含鈣比例	吸收率	注意事項	建議選用
天然鈣片	牡蠣鈣 珍珠粉 （天然碳酸鈣）	40%	30%	怕遭重金屬污染，或是一些病毒、細菌的殘存，不建議選用	不建議
	動物骨粉 （天然磷酸鈣）	40%	30%		不建議
合成鈣片	碳酸鈣	40%	30%	1. 價錢便宜 2. 最好添加維生素 D，以利吸收 3. 有的人會便祕、腹脹	♥♥♥
	檸檬酸鈣	21%	35%	1. 價錢較高 2. 吸收不受胃酸影響，服用時間沒有限制 3. 胃酸少的人，可以選擇此種鈣片	♥♥♥♥
	乳酸鈣	13%	29%	含鈣量少，需要服用很多片	♥
	L 型發酵乳酸鈣	13%	43%	1. 吸收率佳 2. 不必添加維生素 D	♥♥♥♥
	葡萄糖酸鈣	9%	35%	含鈣量少，需要服用很多片	♥

映蓉博士的健康小叮嚀

不能只靠鈣片來補充鈣質，還是要多攝取含鈣量高的食物，尤其一些含有預防骨質流失的植化素之蔬果，如山藥、蘋果、洋蔥、玉米等。

II-9

情緒困擾
飲食

1

失眠者，你可能
吃錯食物了！

—

我們身體中有多種能幫助睡眠的神經傳導物質，
包括血清素、褪黑激素和 GABA，會造成失眠的
部分原因，和體內缺乏這類「助眠的神經傳導物
質」有關，因此從平日飲食中，就應該適量補充
有助於合成這三種物質的營養素，才能讓我們
擺脫夜夜數羊的日子。

? 安眠藥是治療失眠的最佳方式？

　　有失眠經驗的人一定都知道，躺在床上想睡卻睡不著的日子，真的很痛
苦。我也常常遇到不少人問我，如果數羊一點用也沒有的時候，還可以吃
哪些食物幫助入眠？或是只能靠服用安眠藥度日？要提醒大家的是，最好
不要養成吃安眠藥的習慣，因為有研究發現，長期服用安眠藥物，有可能
造成腦部的遲鈍，或增加失智風險！我建議大家不如善用飲食小秘訣，多
多補充天然的助眠食物，幫助頭腦放輕鬆，自然就不容易失眠了。

! 睡不著是缺乏助眠的神經傳導物

　　每個人的失眠原因不同，像是情緒憂鬱的人，通常晚上睡眠品質也不佳，主要是因為這一類的人多半有「血清素」不足的情況。另一種失眠的情況和憂鬱無關，反而是因為白天思緒太活躍，例如動腦過度、想太多事，使得大腦一直處於亢奮狀態中，這時就需要靠「GABA」這種神經傳導物質讓頭腦可以放鬆、休息。

　　因此如果有以上失眠情況的人，除了請專業醫師診治外，也可以藉由飲食的方式，增加包括血清素、褪黑激素、GABA 等「助眠神經傳導物質」的合成，改善失眠問題。

容易導致失眠的飲食行為

• 睡前喝咖啡因含量高的飲料

　　咖啡、茶、可樂、可可等，都屬於高咖啡因飲料，這類飲料除了會使我們精神亢奮，也有利尿的作用，讓我們晚上一直起來上廁所。建議有失眠困擾的人，最好是下午 3 點過後，就對這類飲料能免則免，也不要相信「喝酒助眠」的說法，因為酒精反而會干擾睡眠。如果要喝飲料，可以選擇如麥茶、舒緩花茶、果汁這類不含咖啡因的飲品。

• 睡前吃太油或太飽

　　太油、太辣的食物如鹹酥雞、麻辣鍋等，會造成消化系統的沉重負擔，也會刺激神經系統，讓腦部變得更為活躍，因此最好睡前四個小時就不要再吃東西，讓身體進入休息狀態。也要提醒大家，睡前有大吃大喝習慣的人，特別容易發生腸胃毛病，例如胃食道逆流、消化不良等，還會讓肥胖

問題悄悄發生。如果是肚子空空、餓得睡不著的人，可以有技巧的吃些「小份量」的輕食來幫助入眠，像是高碳水化合物、高 GI 食物，如一小碗的腰果紫米甜粥或紅豆蓮子甜湯，就能夠促使血清素、褪黑激素在腦部快速、大量的合成。但要注意份量不能多，這種方式也不建議經常使用，只能當成是餓到實在睡不著時的「非常手段」，因為含糖量高的食物，同時也會抑制生長激素的分泌，所以常吃甜食對身體健康並不好。

從日常飲食中，多多庫存助眠營養素

• 富含「色胺酸、維生素 B6、菸鹼素、鎂」的食物

要讓體內合成足以讓人產生睡意的血清素和褪黑激素，就得有充足的色胺酸、維生素 B6、菸鹼素、鎂等營養素，像是小麥胚芽、腰果、黑芝麻……都是富含這些營養成分的助眠好食物。

• 富含「麩醯胺酸」的食物

麩醯胺酸就是 GABA 的原料，特別是經常用腦過度的人，應該多補充富含這種營養素的食物，如麥片、腰果、葵瓜子、杏仁果、蓮子、黑芝麻……。

• 富含「鈣質」的食物

鈣有助於穩定情緒，對於容易緊張、焦慮的人來說，多補充鈣質能讓情緒緩和下來，藉此達到助眠的效果，像是有人習慣在睡前喝一小杯牛奶，感覺更容易入睡，就是因為牛奶富含鈣質的原因。而像是黑芝麻、起司也都是補充鈣質的好食物。

延伸閱讀

　　血清素能讓腦部鎮靜，進而幫助入眠，此外，它也會轉化成一種名為「褪黑激素」的腦神經傳導物質，這種物質可以協調人體的生理時鐘，如果濃度太低時，我們就不容易進入正常的睡眠週期。當我們吃高碳水化合物、高 GI 食物時，會促使身體的胰島素激增，除了使血糖降低外，胰島素也會把支鍊胺基酸「推入」肌肉中，減少支鍊胺基酸流向腦部的機會。當色胺酸這種環狀的胺基酸，在沒有多餘的競爭對手（支鍊胺基酸）時，就很容易進入腦部的窄門（血腦障壁），一旦腦部湧入了大量的色胺酸，再搭配其他營養素，如維生素 B6、菸鹼素、鎂，就可以讓大腦順利合成大量血清素和褪黑激素，馬上提高睡意。

映蓉博士的健康小叮嚀

當我們暴露在光線下，褪黑激素的合成作用就容易鬧罷工，因此平常我們除了要養成規律的睡眠習慣，在準備入睡前，也應該把家裡的光源調暗。晚上睡覺時，最好能夠關燈，有助我們一夜好眠。

2

壓力大，竟然是
食物惹的禍？

—

壓力常常和不良的飲食習慣有關，而且是一種惡
性循環，處於慢性壓力下的人，多半隨時都想吃
東西，特別是甜食。但甜食吃多了會使血糖變得
不穩定，連帶影響情緒。因此要解除壓力，除了
要找到自己的紓壓管道，例如運動、培養興趣，
也要懂得正確的飲食方式，並且補充可減少壓力
荷爾蒙分泌的營養素，如維生素 C 和鎂。

(?) 你是否也有慢性壓力而不自知？

　　每個年齡層的現代人，都得面對生活中各種大小瑣事，搞得無時無刻
不緊張兮兮的。學生總有寫不完的功課，和一大堆考試要準備；上班族則
有趕不完的案子和業績壓力；而家庭主婦有始終整理不完的家務事。這些
周而復始、排山倒海的壓力，如果沒有紓壓管道適當排解，長期累積下來
會使人產生一些生理異常現象，像是情緒性暴食、愛吃垃圾食物、失眠、

掉髮、體重上升、性慾下降……，還可能進一步引起高血壓、血糖不穩、免疫系統失調等問題，所以大家千萬不能小看慢性壓力對健康所造成的危害。

⚠ 不良飲食習慣會讓壓力成為惡性循環

壓力似乎是每個人一定會面臨的問題，大家可能會感到好奇，為什麼有些人對於壓力可以應付自如，有些人卻顯得難以招架？這其實或多或少與飲食習慣有所關。

當我們每天上班面對做不完的工作，回到家還有做不完的家事，這種持續不斷的慢性壓力，會讓身體分泌出壓力荷爾蒙「皮質醇」。

除此之外，皮質醇和飲食的關係也非常密切，通常一開始是因為忙碌而忽略了飲食，導致身體應付壓力的能力變低，於是當我們身體皮質醇開始升高，趨使我們產生想吃垃圾食物的慾望，例如炸薯條、洋芋片、巧克力、蛋糕等，若是再加上咖啡灌個不停，讓身體的營養狀況變得更差時，皮質醇就很難被代謝出去，於是便形成了一種惡性循環。

經常這樣吃，會讓你的壓力越來越大

檢視一下你的日常生活飲食中，是不是也有以下 4 種不良習慣，才會使得壓力荷爾蒙不斷累積？

① 猛喝咖啡成癮

咖啡早已成為很多人日常生活中不可或缺的每日飲品，壓力大時來一

杯，精神疲憊時來一杯，甚至無聊時也要來上一杯，一天就能喝上個三、四杯。大家以為喝咖啡能使精神振奮，但其實研究發現，只要 200 毫克的咖啡因（一般連鎖咖啡店所販售的一杯咖啡的咖啡因含量），就能使體內皮質醇的水平增加約 30%，並且會維持 18 個小時才緩慢下降。所以大家喝咖啡時，最好能有所節制，還有喝咖啡的時間，應該在早上。隨著我們體內自然的荷爾蒙分泌韻律，晚上皮質醇分泌應該要自然下降。換句話說，身體需要放鬆休息時，就不應該再喝太多咖啡來刺激皮質醇的分泌。

② 非常喜歡吃精緻甜食

應該有不少人發現，壓力大時特別想吃甜食，這是因為壓力會增加皮質醇的分泌，而皮質醇會抑制血清素的分泌，當血清素下降時，我們就會想吃甜的，使血糖快速升高，於是過多的血糖又會刺激胰島素的分泌，使得血糖一直處在不穩定的狀態。但是我們也不能太過極端，什麼「醣」都不吃，包括任何澱粉食物，這樣也會讓血糖過低，反而會刺激皮質醇的分泌。這就是為何有人靠不吃澱粉來減重，卻越減越憂鬱、越減越想狂吃，也越減越胖的原因，一切都是環環相扣，可見吃對食物真的很重要。

③ 越晚吃越多

忙碌的上班族，最常見的現象是早餐沒時間吃，午餐在公司附近隨便吃吃，到了晚餐時為了犒賞自己一天的辛勞，於是啟動大吃大喝模式，甚至還要加個消夜場，而且多半是高 GI、高脂的垃圾食物，而這種飲食習慣很容易影響睡眠品質，睡眠不好就會使皮質醇升高，又開始進入慢性壓力的惡性循環。

④ 對於蔬菜、水果總是敬謝不敏

有慢性壓力的人，也容易導致慢性發炎反應，造成體內自由基的增加，需要仰賴天然的抗氧化劑來將它們制伏。而不愛吃蔬果的人，就難以抑制

這些慢性發炎反應，若是長期置之不理，就會引發更多像是心血管疾病、代謝症候群、失智症、關節炎、肥胖等慢性疾病。

遠離壓力的 4 個生活小技巧

想要遠離壓力，就要先學會放鬆自己，像是培養規律的運動習慣，有空時到郊外踏青，疲倦時要強迫自己休息。此外，也要正視自己的飲食習慣，這也是對抗慢性壓力非常關鍵的一大因素。而能夠幫助壓力釋放的 4 個小技巧包括：

① 吃全穀類可幫助情緒穩定

平日主食中的澱粉多以全穀類為主，如將白米改成糙米，白土司改成全麥土司，多吃粗食、少吃精緻加工類食品，保持血糖穩定，就能讓情緒跟著穩定下來。

② 多吃蔬果壓力少

每餐除了增加蔬菜量之外，進食時先應吃蔬菜，喜歡吃零食的人，可以用芭樂、番茄、蔬果棒做為零嘴，不但蔬果中豐富的抗氧化劑是慢性發炎的最佳滅火器，另一大營養素——維生素 C 也能使皮質醇降低。

③ 吃對晚餐睡眠好

晚餐要吃得清淡，也不能吃太飽。我建議最好吃一些富含鎂的食物，如南瓜子、葵瓜子、芝麻等堅果類，黃豆和黑豆也含有豐富的鎂，這類食物有助於精神放鬆，讓睡眠品質更好，也可以降低皮質醇的分泌。只要有充足的睡眠，慢性壓力也會逐漸釋放。

④ 早上喝咖啡沒壓力

有喝咖啡習慣的人，建議最好是在早上七點到九點時喝一杯，因為研究發現，皮質醇在早上起床時分泌最旺盛，這時對咖啡的刺激較不會敏感。

此外，也可以改喝紅茶，因為有實驗證明，紅茶能降低皮質醇濃度，所以如果覺得壓力大時，不如來杯紅茶吧！

延伸閱讀

皮質醇又稱為「可體松」（cortisol），它不是腦內的神經傳導物質，而是和腎上腺素一樣，是由腎上腺所分泌，用來應付壓力的一種荷爾蒙。當濃度適當時，它可以讓人產生鬥志、對抗壓力，但如果濃度過高時，就會令人產生莫名焦慮、緊張、易怒等負面情緒。如果體內的皮質醇因壓力而不斷分泌，便會對身體造成許多負面影響，包括免疫系統受到抑制、膠原蛋白遭破壞，血糖也容易不穩定，也會抑制體內性荷爾蒙前驅物（DHEA）的分泌。如果一個人長期處於壓力之下，就可能因免疫系統不佳而容易生病；膠原蛋白快速流失導致臉頰凹陷；胰島素受到刺激大量分泌，使得脂肪特別容易堆積；而 DHEA 是男性荷爾蒙與女性荷爾蒙的前驅物，分泌不足會加速老化。

映蓉博士的健康小叮嚀

除了靠飲食改善壓力困擾，也千萬不要忽略睡眠的重要性，更不要熬夜。睡眠不足會悄悄侵蝕我們的健康，不只帶來壓力，也會引起各種疾病。

II-10

減肥運動
飲食

1

要減重，飲食重要
還是運動重要？

—

飲食對於減重有七成的幫助，另外三成則得靠運動來維持，兩者不能失衡。如果只靠飲食控制，即使一開始體重減輕的效果很明顯，但同時會讓我們身體的新陳代謝逐漸趨緩，因此經過一段時間後，就容易進入體重停滯期，尤其當飲食管控一旦失守，就會立刻落入復胖的陷阱中。而運動的好處是會加速身體新陳代謝，也能使肌肉量增加、體脂肪下降，所以減重的不二法門，當然是先從飲食控制開始，之後再利用運動來維持勻稱而健康的完美體態。

❓ 勤做運動就一定會使體重減輕？

我認識一些對於健康瘦身很有自我主張的朋友，他們想減重時會很認真積極的運動，而且為了達到快速瘦身的效果，還會使用各種健身器材來進行重訓，堅信「運動」可以戰勝所有肥胖問題。至於在飲食方面，則是認為「絕對不能少吃」，因為大家都覺得既然有運動，當然可以放心、大膽的吃囉！結果經過努力運動一陣子以後，卻驚訝的發現，身材怎麼反而越練越壯，體重則是不降反升呢？

(!) 飲食控制加上運動，維持健康好身材

曾經有一項專門探討減重與飲食、運動的研究，對象是 107 位 65 歲以上的肥胖中老年人（BMI 30 以上），一組人只進行運動而不做飲食控制，包括每週三次的有氧、重訓與平衡訓練，結果經過 52 週後，這組人的體重並沒有明顯的改變。反觀另外兩組人，分別是每天減少 500 卡～ 750 卡熱量的「飲食控制」組，以及「飲食控制」加上每次 90 分鐘的運動組，這兩組一年後的體重都有明顯的下降。由此可見，想要減重成功，必須先從飲食的控制開始，然後再加入運動，才能讓體重長期維持在標準範圍內。

靠少吃減重，減去的其實是肌肉

當我們減少對熱量攝取的時候，所能供給身體的能量自然就變少了，因此經過一段時間以後體重一定會減輕，但是減輕的部分大多是「肌肉」，而不是「脂肪」。如果大家有量「體脂肪率」的習慣，就會發現只靠節食減重，雖然體重真的變輕了，但是體脂肪的數字卻還卡在原地，如此一來，當肌肉量變少時，身體的「基礎代謝率」會快速下降，就好像身體的脂肪燃燒工廠「縮編」了，以後要燃燒脂肪的能力就更難了！如果你以為體重下降，就真的「瘦身有成」，於是又恢復以往的大食量，然而此時身體因基礎代謝已下降，難以消耗原來身體可以代謝的熱量，於是脂肪會比以前更加容易堆積，也就更容易復胖。

• 減重者應先飲食控制再進行運動計畫

減重者要有一個觀念：「吃下去熱量容易，消耗熱量很難。」舉個例子

大家就可以清楚了解，為何減重者日常生活中的「飲食控制」非常重要，而且是不能被運動所取代的。喝下一瓶 355c.c. 鋁罐裝可樂的熱量大約 150 大卡，我們一分鐘就可以攝取到 150 大卡的熱量，但是，要消耗 150 大卡的熱量，卻需要慢跑超過半個小時以上，可見隨便吃幾口高熱量的食物很容易，要消耗掉同樣的熱量則得付出很大的努力。因此我們由飲食控制來減少身體攝取的熱量是最有效率的，很快就會看到體重下降的成效。但請大家記住，這只是初期體重控制的「興奮期」，因為飲食控制所造成的體重明顯下降，可能是因為脫水、肝醣減少、肌肉變少等，減掉的通常不是真正的脂肪。不過無論如何對減重者而言，剛開始減重時，看到磅秤上的數字下降，有助於自信心的建立，能加強我們對減重的決心，而接下來一定要開始加入你的運動計畫，不然只靠飲食控制來減重，多半就等著復胖囉！

• 運動的類型與順序要正確，才能有效瘦下去

若想要有效減去「脂肪」，就得要靠運動，運動不但會增加熱量的消耗，最重要的是增加體適能、增加心肺功能，對於減重來說，還有個最重要的目的，就是增加肌肉量來提升基礎代謝速率。大家要知道，減重最重要的是「減脂」而不是「減肌肉」，因此，運動對減「脂」而言，絕對有其必要性。

要提醒大家的是，千萬不要選擇做「負重運動」來訓練肌力後，發現體重不降反升的情形，就想放棄減重計畫。並非不能先進行「肌力訓練」，而是大家必須能接受減肥時體重「增加」這件事。因此，我會建議可以先從「有氧運動」開始做起，等體重及體脂肪都有下降的趨勢以後，再加入「肌力訓練」，這樣才能有效的「減重」並「減脂」。

延伸閱讀

想有效「減脂」，運動步驟得正確

① 剛開始運動時「有氧運動」可以占大部分

我們身體的脂肪只有在「有氧代謝」的狀況下才能被燃燒掉，所以中低強度、長時間的「連續」運動，較能有效地在「運動時」燃燒脂肪。剛開始減脂的人，建議可以把有氧運動的比例提高，強化我們的心肺功能，建立運動基礎。

② 後來一定要加入「肌力訓練」

當進行一段時間的有氧運動後，發現體重及體脂肪都有往下降的趨勢時，就可以在運動計畫中加入「肌力訓練」了。這能幫助我們的身體喚醒沉睡已久的肌肉群，使得肌肉量增加以提高新陳代謝率，還能幫助日後脂肪的燃燒，讓我們的體態更健美，並且不容易復胖。加入肌力訓練或重訓來增加肌肉，是燃燒脂肪的根基。

③ 嘗試「高強度間歇運動」

建立運動習慣一陣子後，可以在運動計畫中加入「高強度間歇運動」。雖然，這種運動比較偏無氧運動，在運動當下燃燒脂肪的比例沒有有氧運動高，但是，運動後會有所謂「運動後耗氧效應」（after burn），也就是說做這種高強度間歇運動，停止運動後會讓你的身體再繼續進行好一段時間的燃脂效應。

映蓉博士的健康小叮嚀

減重不應該只注重於體重數字是否下降，而是要達到增肌減脂的目的。因此不要只把運動當成是為了減重，而是對增加新陳代謝、降低體脂肪、增加體適能都很有幫助，就算已達成符合標準體重的目標，也應該要繼續保持運動的習慣。

2

想減重，運動前後
究竟該不該吃？

—

運動的目的在於「增肌減脂」，這樣身材曲線才
會漂亮，最好的方式就是有氧運動搭配肌力訓
練，尤其是肌力訓練能幫助肌肉量增加，有助於
脂肪燃燒。所以在運動過後，適當補充能讓肌肉
合成的營養素非常重要，如果只光顧著訓練，
沒有滋養肌肉所需要的養分，就無法增加
肌肉量。

❓ 運動前不吃東西容易瘦，運動後吃東西容易胖？

　　為了減重而努力運動的人，在花費很大的力氣做完運動之後，面對食物
的誘惑時，相信內心不免會歷經一番掙扎，深怕一吃東西，剛剛的努力等
於是做白工。我也經常遇到不少很在乎身材的朋友，會問我一大堆關於運
動和飲食的問題，例如「運動前後都不要吃東西，能消耗更多熱量，讓減
重效果加倍是真的嗎？可是怎麼這樣做，有時會覺得頭暈目眩？」還有人

認為，運動完後吃東西反而更容易胖，問我究竟要多久以後才能吃東西，或是運動後是不是有哪一些食物千萬碰不得？這些迷思總是把大家搞得霧煞煞。運動前、中、後到底要怎麼吃、該吃些什麼，與減肥成效有很大的關聯，確實是門值得一探究竟的大學問。

⚠ 運動後補充營養有助肌肉生長

運動後餓肚子的人，也許在短期之內可以看到減重效果，但隨後就會遇到體重停滯期，而且氣色也不是那麼好看，最重要的是，整個人會感覺越來越疲累，很難再繼續運動，更不用說想鍛鍊出漂亮的身材曲線了。這就是因為運動後缺乏補充足夠的熱量和營養，所導致的後遺症。

其實運動不只是要讓體重數字降下來，更重要的是增加「燃脂工廠」的肌肉量，這樣身材曲線才會漂亮。所以要做什麼運動，以及在運動後應補充哪些營養，都會影響到肌肉的生長，否則在運動過後，把自己給累得半死，卻不好好補充營養，最後流失的反而是肌肉，豈非得不償失？在這裡還要告訴大家一個很重要的觀念，就是「在運動後吃東西，反而比較不容易胖」，因為所攝取的營養與能量，都跑去補給肌肉了。當然也不能做完運動後，就肆無忌憚的大吃大喝，若所攝取的熱量超過運動所消耗的，還是會被身體囤積下來。

運動前、中、後的飲食攻略

要知道運動前、中、後可以吃些什麼和吃多少份量，就要看我們做的是

什麼運動以及時間長短來決定。在運動時，我們會先利用肝醣來做為能量，一般來說，身體中所儲存的肝醣，提供我們從事一些輕量級的運動綽綽有餘，例如進行三十分鐘到一小時的輕度有氧運動，即使運動前不用特別補充含醣類較高的飲食，也不會有什麼問題。但如果原本就體力不佳，或是要進行長時間、高強度的運動時，就需要視情況適當補充了。

• 運動前要吃低脂的「複合性碳水化合物」食物

有的人一下班沒時間吃東西，匆匆忙忙趕著去運動，結果運動到一半就開始嘴唇發白、狂冒冷汗，這就是典型的低血糖症狀。如果今天要進行的是長距離的馬拉松，或超過一個小時以上的高強度運動，我會建議運動前半小時至一小時要補充一些「複合性碳水化合物」食物，例如全麥麵包、原味蘇打餅乾，幫我們的肌肉多準備一些「肝醣」來應付等一下的運動。要特別提醒的是，不要在運動前一秒才吃東西，有可能會反胃或不舒服，也要切記運動前不要吃甜分太高的食物，以免造成「反彈性低血糖」（rebound hypoglycemia）的現象。因為運動前若吃含糖分很高而且很甜的食物，就會造成胰島素過度分泌來降低血糖，再加上運動時又會消耗血糖，可能造成血糖一下子降得太低的現象，會頭暈、冒冷汗，嚴重者甚至會昏迷。

• 運動時要常補充水分

運動時記得要補充水分，不要等到真的口渴才喝水，因為運動時我們的體溫會不斷上升，所以需要利用水分來調節體溫。此外，如果你不是像專業運動員一樣流那麼多的汗，也不見得要補充運動飲料，尤其市面上的運動飲料多半添加了高果糖糖漿，熱量並不低，如果一邊運動一邊再把熱量喝進去，那才是做白工！所以，一般的運動，喝水就好。

• 運動後的食物補充以優質碳水化合物和蛋白質最重要

運動後當然不能馬上大吃大喝，或是狂吃一些甜食，如蛋糕、冰淇淋、珍珠奶茶等等，這樣不但把好不容易消耗掉的熱量，立刻全部補回來，突如其來的負擔，也容易讓身體感到不舒服。不過，剛做完肌力訓練最好立即補充一些蛋白質及碳水化合物的食物，供應肌肉所需的原料來幫助肌肉修復、合成，所以在做完這類型運動後，吃一顆茶葉蛋和一顆小地瓜，都是不錯的選擇。只要份量不要吃太多，反倒對增肌減脂很有幫助喔！而重訓後用來長肌肉的餐點，最好符合碳水化合物：蛋白質＝3：1～4：1左右的理想比例，因為碳水化合物會刺激一些胰島素分泌，來增加肌肉中蛋白質合成。

延伸閱讀

運動前食譜範例

300 大卡的食譜範例

食物	份量	熱量 Kcal	總熱量 Kcal
組合一			
香蕉	1 根（125 公克）	120	270
蒸馬鈴薯	1 個（200 公克）	150	
組合二			
甜玉米粒	5 湯匙（75 公克）	70	280
全麥土司	3 片（72 公克）	210	
組合三			
地瓜	1 個（110 公克）	140	280
麥片	6 湯匙（60 公克）	140	

運動後食譜範例（建議碳水化合物：蛋白質＝ 3：1）

280 大卡的食譜範例

食物類別	全穀雜糧類	豆魚蛋肉類	水果類
食物份數	2 份	1.5 份	1 份
建議組合 1	烤地瓜 1 條 （約 105 公克）	茶葉蛋 1.5 個	小蘋果 1 個 （約 130 公克）
建議組合 2	小餐包 2 個 （約 50 公克）	豆漿 1 杯 （390c.c.）	小芭樂 1 個 （約 155 公克）

300 大卡的食譜範例

食物類別	全穀雜糧類	豆魚蛋肉類
食物份數	3 份	1.5 份
建議組合 1	玉米 1 根 （約 195 公克）	烤雞胸肉（去皮） （約 45 克公）
建議組合 2	全麥吐司 3 片 （共 75 公克）	鮪魚 （45 公克）

340 大卡的食譜範例

食物類別	全穀雜糧類	豆魚蛋肉類	水果類
食物份數	2 份	2 份	1.5 份
建議組合 1	烤馬鈴薯 1 個 （180 公克）	草蝦仁 12 隻 （60 公克）	柳丁 1.5 個 （帶皮 255 公克）
建議組合 2	饅頭 2/3 個 （45 公克）	滷牛腱 （52 公克）	小芭樂 1 個 （約 155 公克）

390 大卡的食譜範例

食物類別	全穀雜糧類	豆魚蛋肉類
食物份數	4 份	2 份
建議組合 1	蘿蔔糕 4 塊 （200 公克）	蛋 2 個
建議組合 2	吐司 2 片 （100 公克）	烤魚排 1 片 （60 公克）

映蓉博士的健康小叮嚀

肌肉合成在運動剛結束的一小時內最有效率，如果等到運動結束好幾個小時以後才吃東西，這時的肌肉合成率已經大幅下降，吃下去的熱量和營養素，通常不是跑去合成肌肉，而是轉化為脂肪喔！

3

飲食順序可以
改變體脂肪嗎？

—

食物中的 GI 值會影響血糖的波動，若常吃令血糖迅速升高的食物，會刺激身體分泌大量的胰島素來平穩血糖，同時過多的胰島素分泌也會促進脂肪的合成與堆積。因此用餐時，最好先選擇能讓血糖保持平穩的低 GI 食物，但同時也不能忽略了對熱量的節制，這樣才能真正達到有效控制體脂肪的目的。

? 飲食順序吃對了，就能瘦？

　　我遇到很多想減肥的朋友，老是問我要怎麼吃才會瘦，或是用餐時要先吃什麼？吃飯的順序真的會影響體重嗎？

　　但我覺得大家應該要先釐清一個觀念，如果這一餐狂吃，例如一頓「包肥（buffet）」就吃了超過 1200 大卡，再怎麼去計較先吃些什麼，其實一點意義與幫助也沒有！所以，最重要的應該是先把每一餐的攝取熱量設定在合理範圍內，再來討論飲食的順序，對於減重才會更有幫助！

⚠ GI 值保持穩定，才有助於體重控制

GI 值就是升糖指數，當我們吃進去的食物含有醣類時，就會被腸道中的消化酵素給分解、切割成為最小單位的葡萄糖，再由小腸吸收到身體裡使血糖升高。一旦血糖升高，胰臟就會開始分泌胰島素來幫助體內維持血糖的平穩，所以如果我們吃的食物 GI 值越高，便會刺激身體分泌更多的胰島素，而胰島素除了會使血糖降低外，過多的胰島素還會促進脂肪的合成與堆積，因此胰島素若是經常大量分泌，自然就比較容易使人肥胖。

2014 年的 *Journal of Clinical Biochemistry and Nutrition* 期刊上有一篇論文〈Effect of eating vegetables before carbohydrates on glucose excursions in patients with type 2 diabetes〉，針對第二型糖尿病病患進行長達兩年半的觀察，發現先吃蔬菜再吃碳水化合物的那組，比先吃碳水化合物再吃蔬菜的小組，有明顯較低的飯後血糖值，而且，胰島素的分泌也比較平穩。而在同一研究中，不只觀察第二型糖尿病患，還觀察了血糖值正常者的 24 小時血糖波動，也同樣發現先吃蔬菜再吃碳水化合物的人，血糖的波動比較平穩。此外，2015 年美國糖尿病協會官方學術期刊 *Diabetes Care* 上有一篇〈Food Order Has a Significant Impact on Postprandial Glucose and Insulin Levels〉，也觀察到第二型糖尿病患用餐時，若先吃蔬菜及蛋白質類的食物，飯後的血糖值及胰島素的波動都比較平穩。由此得到一個結論，若能將吃飯的順序略做調整，先吃大量的蔬菜，或是先吃蔬菜及蛋白質的食物，就可以降低那一餐的 GI 值！

利用逆轉餐盤飲食法，改變進食順序

　　大多數人傳統的吃飯方式都是白飯配菜，所以習慣一上桌就先扒上好幾口白飯，再配著菜吃，而白飯的 GI 值較高，容易使血糖迅速上升，因此如果想要減重的人，建議採用以下的逆轉餐盤飲食法——

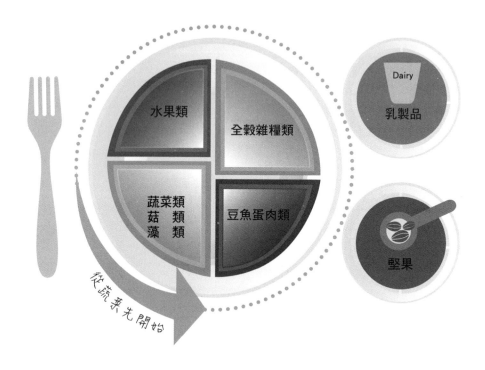

　　把餐盤中的食物分成四大類，依序從 GI 值最低的蔬菜類、菇類、藻類開始吃，之後再吃蛋白質類（如豆、蛋、魚、肉類），然後是全穀雜糧類，最後是水果類，另外也要加上一天中不可或缺的乳製品和堅果。基本上，蔬菜和蛋白質的 GI 值都不算高，但我建議把蔬菜放在最前面的原因，是

因為蔬菜熱量低，而且還包括豐富的植化素營養，再加上讓蔬菜先進到腸胃中，蔬菜中的纖維就有如健康柵欄一般，既能夠包覆多餘的油脂，也可以變成腸道中的菜瓜布，一方面可有效清除腸道中的廢棄物，同時還能增加腸道好菌的生存力，可見蔬菜對我們的身體健康好處多多，每天一定要足量攝取。但如果是先吃肉類，讓胃開始有飽足感時，便會降低吃蔬菜的念頭，就有可能使我們的蔬菜攝取量因此變得不足。

要注意的是，三餐各種類食物的攝取比例也有所不同，建議如下：

- **全穀雜糧類、水果類（糖分較多的食物）**

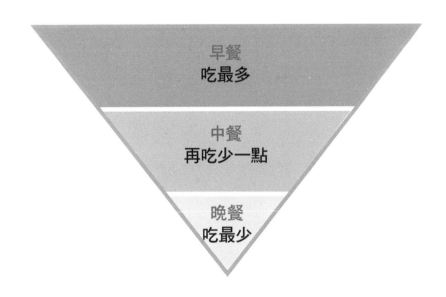

- 蔬菜、菇類、藻類、蛋白質類（糖分較少的食物）

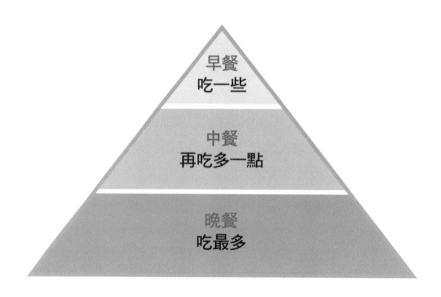

除了 GI 值，熱量也要掌控好

很多人會把低 GI 和低熱量畫上等號，事實上並非如此，很多低 GI 的食物，是因為油脂含量很高，使得葡萄糖被吸收的速度延緩了，但本身熱量驚人，因此絕對不會是減重的好食物。冰淇淋就是一個很好的例子。它的 GI 值比白吐司還低，但熱量卻爆表。所以要減重的人，應該把 GI 值和熱量一起看，要符合低 GI 且低熱量的食物，才是真正好的減重食材。

- 其他減重小撇步
① 吃飯速度減慢
吃飯速度快的人，讓身體來不及傳達吃飽的指令給大腦，於是無形中就

會吃下更多的熱量。因此將吃飯速度變得慢一些，盡量細嚼慢嚥，讓蔬菜和全穀類的纖維，能在腸道中有充分的時間膨脹，就可以產生飽足感，自然不會想吃下更多食物了。

② 戒斷消夜

有研究發現，在總熱量固定攝取 2000 大卡時，如果將 100 大卡的脂肪，從白天挪到晚上八點半至清晨五點間攝取，會使低密度脂蛋白高出 3 ～ 6 個單位；若移 200 大卡的脂肪到晚上吃，則會高出 6 ～ 12 個單位。這是因為白天吃完東西還會進行許多活動，約兩小時過後就能讓數值恢復正常，而夜晚進食後，尤其是吃完消夜不久馬上就入睡，會使血脂特別容易堆積在血管中。因此長期在夜間吃東西的人，會比一般人更容易血脂代謝異常，除了導致肥胖問題，也可能提高心肌梗塞、中風等心血管疾病的風險。

③ 戒糖

減重的人最好絕對不碰甜食。以我自己為例，以前早餐很愛吃麵包，對於甜食也不太忌口，但自從完全不吃蛋糕、冰品等甜食後，大約經過六個月到一年內時間，就降低了 2％的體脂肪。甜度高的水果也要盡量避免空腹食用，改吃一些甜度較低的，如芭樂、蘋果更好。

延伸閱讀

認識 GL (glycemic load，醣負荷)

除了 GI 值以外，目前還有一種能更全面性評估食物含醣量以及升糖指數的指標，稱之為「GL」（醣負荷〔GL〕＝升糖指數〔GI〕× 一份食物中所含的總醣量（g）／ 100）。

舉例來說，南瓜的 GI ＝ 65，而 80 公克南瓜的 GL ＝ 4，因此吃 80 公克的南瓜，與吃 4 克純葡萄糖對血糖的衝擊量是一樣的。但是若吃 160 公克南瓜的 GL ＝ 8，表示吃越多南瓜對血糖的衝擊就越大。因此，雖然有人說吃南瓜有助於降血糖，可是如果因此就拚命大吃，同樣會讓血糖跟著飆高喔！

映蓉博士的健康小叮嚀

建議要減重的人，或是有糖尿病、高血糖的人，應該盡量挑「GI 值不高於 55」的食物。也要注意並非所有低 GI 食物都有助於減肥，熱量高低也是關鍵。

4

「輕斷食」、「不食」
真的能夠減重嗎？

—

豐衣足食的現代人很少有營養不良的問題，取而代之的
是，營養過剩或是因挑食而導致的營養失衡，繼而引發
代謝症候群，造成肥胖、三高和各種體內發炎反應等文
明病，所以現在的養生觀念才會要大家「每餐吃到七分
飽剛剛好」。但我不建議大家採取極端的禁食減重法，
因為身體缺乏能量而無法維持正常運作時，可是會造
成各部位機能大亂，甚至引起嚴重的健康問題。

(?) 經常節食、挨餓能淨化體內、瘦得快？

　　台灣是個美食寶島，隨處都有好吃的街頭小吃和餐廳美食，一個不小心
就令人受不了誘惑，大家也一定經常會聽到身邊的人說：「最近又和朋友
相約去吃火鍋、燒肉吃到飽，好罪惡啊！看來得要減肥了……」而減重方
式百百款，有人喜歡走捷徑，會採取比較激烈的手段，那就是節食，認為
「能不吃就不吃」是最快速又簡單的減重方式，還可以淨化體內毒素，一

舉多得。但你知道讓身體長時間處於飢餓狀態下，不但不會變瘦，反而可能會讓自己變得更胖嗎？

ⓘ 適度飢餓有助身體修復力

很多人除了三餐之外，三不五時還會來個下午茶、消夜，再加上各種吃到飽餐廳一家接著一家開，容易讓人養成每一餐都把胃給塞到快爆炸的習慣。但是餐餐吃太飽，對身體會帶來很大的負擔，長期下來還可能導致以下的疾病：

· 肥胖

當我們所吃的食物熱量超過身體所需要時，就會轉換成脂肪囤積在身體中造成肥胖。

· 三高

包括高血壓、高血脂、高血糖，會使罹患心血管疾病的機會大幅增加，而這往往與肥胖也脫離不了關係。

· 腸胃道疾病

吃下去的食物越多，腸胃道就要花越多的工夫來進行消化任務，尤其是一下子塞進太多食物讓胃部難以消化時，就會發生消化不良的問題。

· 情緒低落、沒精神

前面有提到吃得太飽時，會加重消化系統的負擔，而在進行消化工作時，胃部會需要大量的血液，使得大腦中的血流量減少，便容易造成「缺氧」的狀態，讓人精神不濟、昏昏沉沉。另一方面，吃太多碳水化合物或高糖

分的食物，會令血糖產生劇烈波動；高油脂或是加工食品，則是給身體帶來沉重負擔而非營養，加速細胞的老化現象，這些也都會造成負面情緒的產生。

我建議大家，每天的早、中、晚餐最好能定時定量，若是吃飯時間不固定、有一餐沒一餐的人，很容易因為飢餓感，忍不住隨手抓些零食來吃，或是在下一餐大吃特吃。用餐時最好能盡量做到細嚼慢嚥，讓大腦有時間提醒你「已經開始有飽足感了」，這樣也比較不容易吃過量。

適度飢餓刺激分泌生長激素

另外，還有一個小技巧要告訴大家：適度的飢餓，其實還可以刺激生長激素的分泌！

生長激素除了能幫助孩童的成長發育之外，對於成人也很重要，它能夠增強細胞修復功能、促進燃燒脂肪、調節代謝力，同時也有助老化的延緩。而生長激素主要會在三個時間點分泌：1.睡眠、2.運動、3.飢餓，因此我們可以利用晚上的睡覺時間來進行，例如晚上七點過後到隔天早上七點前不吃東西，只要空腹達 12 個小時以上的時間，就能幫助生長激素的分泌。所以要提醒大家，愛吃消夜不但會讓身材走樣，還會加速身體老化。

利用「間歇性輕斷食」幫助減重

適度的飢餓可以減輕身體負擔、幫助生理機能進行調節，可是長時間的飢餓就會有害健康了。原因是當身體的能量嚴重缺乏，無法維持正常的運作功能時，身體就會開始利用分解肌肉來得到所需能量，因此使用不當的方法來節食，會讓我們的肌肉越來越少，而肌肉就像是「燃燒脂肪的工廠」，當這些工廠一間間倒閉時，身體的代謝力就會越來越差。這時，只

要我們多吃一點東西，由於工廠無法負荷，再加上身體長期處於飢餓的恐懼中，也會產生提高脂肪堆積的本能反應，於是無法燃燒的脂肪便統統囤積到「肥胖倉庫」裡了。

除了前面提到的空腹小技巧外，天天大魚大肉、有很多應酬飯局的現代人，或是想要減重者，可以嘗試一個禮拜選擇一到兩天來進行「間歇性輕斷食」。所謂間歇性輕斷食不是完全不吃東西，而是每週固定兩天少吃一些（一天只吃 600 大卡的熱量），這樣比起每天都節食的減重方式，執行起來更為容易，減重效果也不差。

兩種飲食控制的減重效果研究結果

	每天控制熱量 （25% ～ 60% 熱量限制）	間歇性輕斷食 （75% ～ 100% 熱量限制）
體重下降	5% ～ 8%	4% ～ 8%
脂肪量下降	10% ～ 20%	11% ～ 16%
體重減少之脂肪量比例	75%	90%
體重減少之肌肉量比例	25%	10%

可以看出兩者的減重效果其實差不多，但不同在於，採取間歇性輕斷食的人，所減少的肌肉量比每天控制熱量者來得少。而且這個方式更適合現代一般人，尤其是經常需要參加各種應酬活動的人，很難每天嚴格精準計算所吃進去的熱量，這個方法也可以利用假日時間來進行，不用擔心會影響到日常的生活。

「間歇性輕斷食」4 大執行要領

① 規律性進行

身體的運作都有一定的規律性，因此進行間歇性輕斷食也最好能遵守這個原則，每個禮拜選擇固定的兩天來做輕斷食，可以依照個人生活習慣安排，例如經常在週六、週日有聚會的人，可以選擇週一和週四做為輕斷食日，或是擔心影響平日的工作，就選擇較為輕鬆的週三和週日，但如果前一天真的吃太多時，第二天想進行彈性的輕斷食也無妨。

② 將 600 大卡分為兩餐

將輕斷食日中的 600 大卡熱量，分成早、晚兩餐來攝取，尤其早餐是一天中活動能量的主要來源，千萬不能省略，例如番茄蛋沙拉加全麥餐包，而晚餐可以來一碗腰果麥片粥，既有飽足感，也能助好眠。

③ 選擇優質蛋白質、高纖、低 GI 的食物

優質蛋白質和高纖食物都能夠提供很好的飽足感，而且蛋白質也能幫助脂肪燃燒和醣類代謝，至於低 GI 的食物可以避免血糖快速上升，較不易產生飢餓感以及脂肪的堆積。

④ 其他 5 天保持正常飲食

進行輕斷食之外的時間，不表示可以放縱的大吃大喝，而是應養成「七分飽」的飲食習慣，如此一來，胃口也會慢慢習慣有所節制，在不用挨餓的狀態下而逐漸瘦下來。

延伸閱讀

生酮飲食法的危機

當血液中的葡萄糖被消耗完畢，又沒有立刻進食補充時，身體就會將原本儲存在肝臟的「肝醣」，分解成為葡萄糖進入血液中，以維持正常的血糖濃度。大約在斷食後的 8～12 個小時左右，肝醣也差不多用完後，此時若不再進食，身體會分泌大量的皮質醇（cortisol），也稱為壓力荷爾蒙，使體內的蛋白質分解成胺基酸，然後，胺基酸在肝臟中進行「糖質新生作用」，變身成葡萄糖來維持血糖。甚至產生酮體來供腦部利用。

因此，若長期不進食或不吃澱粉，減掉的不是脂肪而是肌肉，因為，肌肉中的蛋白質大部分會用來維持血糖恆定。

總結，生酮飲食的危機如下：

1. 產生大量酮體，造成酮酸中毒。
2. 荷爾蒙大亂，使很多人減重到後來生理期沒了，憂鬱症纏身。
3. 肌肉量下降造成新陳代謝下降，日後若恢復正常飲食則復胖很快。
4. 生酮飲食會產生甲基乙二醛，而甲基乙二醛會導致脂蛋白（LDL）糖化產生小而緻密的低密度脂蛋白（small, dense LDL），因而使得動脈粥狀硬化風險增高。

因此，千萬不要輕易嘗試激烈的斷食或不吃澱粉的生酮飲食。

映蓉博士的健康小叮嚀

實行「間歇性輕斷食」除了要注意營養均衡，也要有規律、持之以恆才有效果。

一個人到一家人的日常營養學

解開6大類食物 X 10種疾病飲食關鍵，營養學博士從身到心都健康的生活提案

心靈養生 FJ2061

作　　　　者	吳映蓉
責 任 編 輯	胡文瓊、沈沛絗
主　　　編	謝至平
行 銷 企 劃	陳彩玉、朱紹瑄、林佩瑜
視 覺 設 計	萬亞雰
排　　　版	漾格科技股份有限公司
攝　　　影	有家攝影工作室

發 行 人	涂玉雲
總 經 理	陳逸瑛
編 輯 總 監	劉麗真
出　　版	臉譜出版

城邦文化事業股份有限公司
臺北市中山區民生東路二段一四一號五樓
電話：886-2-25007696　傳真：886-2-25001952

發　　　行　英屬蓋曼群島商家庭傳媒股份有限公司城邦分公司
臺北市中山區民生東路二段一四一號十一樓
服務專線：02-25007718；25007719
二十四小時傳真專線：02-25001990；25001991
服務時間：週一至週五上午 09:30-12:00；下午 13:30-17:00
劃撥帳號：19863813　戶名：書虫股份有限公司
讀者服務信箱：service@readingclub.com.tw
城邦網址：http://www.cite.com.tw

香港發行所　城邦（香港）出版集團有限公司
香港灣仔駱克道一九三號東超商業中心一樓
電話：852-25086231；25086217　傳真：852-25789337
電子信箱：citehk@hknet.com
馬新發行所　　城邦（新、馬）出版集團
Cite（M）Sdn. Bhd.（458372U）
41, Jalan Radin Anum, Bandar Baru Sri Petaling,
57000 Kuala Lumpur, Malaysia.
電話：603-90563833　傳真：603-90562833

一 版 一 刷　2017 年 7 月
一 版 七 刷　2023 年 2 月
Ｉ Ｓ Ｂ Ｎ　978-986-235-596-1
售　　　價　399 元

〔國家圖書館出版品預行編目(CIP)資料〕

一個人到一家人的日常營養學：解開6大類食物X10種疾病飲食關鍵,營養學博士從身到心都健
康的生活提案 / 吳映蓉作. -- 一版. -- 臺北市：臉譜, 城邦文化出版：家庭傳媒城邦分公司發行,
2017.07　面；　公分. -- (心靈養生；FJ2061)
ISBN 978-986-235-596-1(平裝)

1.營養學 2.健康飲食　　　　　　　　　　　　　　411.3　　106009426